家族と自分の気持ちが
す〜っと軽くなる

認知症のやさしい介護

板東邦秋 KUNIAKI BANDOH
ばんどうクリニック院長　認知症専門医・脳神経外科医

ワニ・プラス

家族と自分の気持ちが
す〜っと軽くなる

認知症の
やさしい介護

構成・柳沢敬法
デザイン・アルビレオ
イラスト・上路ナオ子
本文DTP・一企画

目次

序章　介護される人、介護する人
どちらにもやさしい介護を
――「やさしくしたいのにできない」
家族なら当たり前　7

1章　早くわかるほど、やさしくなれる
――「あれ、おかしいな？」と
思ったときの第一歩　15
心を傷つけないように、でもなんとしてもできるだけ早く専門医を訪れてみてください。「なんでもなかった」ですめばそれにこしたことはないのですから。

——わからないから不安が大きくなる

治る場合もあります。治らなくても進行をうんと遅らせることもできます。知らないことは不安にもつながります。ごくかんたんでも、病気のタイプ、経過、治療法などについて知っておきましょう。

——病気になっても「心」は失われない

病気になった人の不安、怖さ、悔しさを理解してあげてください。でも、頑張りすぎなくてだいじょうぶ。これだけ覚えていればOKですよ。

H　否定しない
S　叱らない
S　説得しない
A　焦らせない

K 傷つけない
B びっくりさせない

4章 自分を大事にすればやさしくなれる 113
——他人に任せることは、「恥」でも「逃げ」でもない

家族ににしかできないことがあります。やさしい笑顔で昔話をすること、なつかしい写真をいっしょに見ること、ときにはいっしょに歌うこと。そのためには、介護するあなたがまず元気になってください。

M 任せる
S 責めない
T つながる

あとがき 172

序章

介護される人、
介護する人
どちらにもやさしい介護を

「やさしくしたいのにできない」
家族なら当たり前

親が、連れ合いが、家族の誰かが認知症になった――その瞬間から、介護をすることになる家族の生活は大きな変容を迫られます。

食事、入浴、排せつの介助に始まって、患者さんの症状によっては徘徊や暴言・暴力といった攻撃的な態度に直面し、夜間不眠や幻覚、妄想などがあれば、夜も安心して寝ていられない。それらは誰にとっても初めての経験であることがほとんどなのです。ときには「おまえが盗んだ」とあらぬ妄想の標的にされ、キツイ言葉を浴びせられることもある。この生活がいつまで続くのか、いつ終わるのか、先が見えないトンネルをさまようような絶望感に襲われることもあるでしょう。

介護をする家族の心と体の負担がどれだけ大きくて重いか想像に難くありません。

実際に、認知症の在宅介護をしていて「介護うつ」になる人が増えています。介護をしている人の４人に１人が介護うつになっており、しかも年々増加傾向にあるという厚生労働省の発表もありました。

家族の介護をしながら、〝自分が壊れてしまう〟介護者が増えているのです。

また、２０１６年にある新聞社が行ったアンケートで、家族を在宅介護している人の約70％が精神的にも肉体的にも限界を感じているという結果が報じられました。

そして20％以上の人が介護している親や連れ合いに手を上げた（暴力をふるった）

ことがあり、さらには介護疲れや過度のストレスなどから「家族を殺してしまおうか」「心中してしまおうか」とまで考えたことがある人が約20%もいたといいます。

これは認知症の介護者だけを対象にした調査ではありませんが、在宅介護の難しさ、介護者にのしかかる負担やストレスが浮き彫りになったデータと言えるでしょう。

認知症だけに限ったことではなく、どんな病気であれ、〝家族を家族で介護すること〟は、それほどに壮絶なものなのです。

やさしくしたいのに、なぜやさしくできないのか

「認知症になったから『施設に行こう』なんてかわいそうでとても言えない」

「親の面倒は、子どもである私が見てあげたい」

「せめて、住み慣れた自宅で過ごさせてあげたい」


壮絶な在宅介護を支えているのは、こうした家族だからこその深い愛情です。でも、だからこそつらいこともあるんですね。

介護施設のヘルパーさんたちを見れば、患者さんがどんなにわがままを言っても言

うことを聞かなくて暴れても、上手に穏やかに笑顔で対応していますよね。なのに、肉親である自分が、どうしてすぐにカッとなってしまうのか。「どうしてできないの！」と怒鳴ってしまうのか。思わず手が出てしまうのか。なぜあんなふうにやさしくできないのか。笑顔で接することができないのか。自分は愛情がない、冷たい人間なんじゃないか。——そう自分を責める人が大勢います。

でも、違いますよ。それが当たり前なんです。

なぜって、ヘルパーさんたちは介護のプロなんですから。認知症の患者さんは、こうしたときはこうなる、わがままを言う、暴れる、徘徊する——そうしたことをしっかりと勉強し、対応を学んでいる専門家だから、できるのです。

突然、介護の世界に放り込まれた〝素人〟の自分とくらべても意味がありません。とげとげしい、容赦のない言葉を投げつけられたら傷つくのが当たり前です。これまでできていたことがなぜできないの、言ったことがどうしてわかってもらえないのと、イライラして、情けなくなって、悔しくなるのも当たり前です。

なぜなら、あなたは家族だからです。

あなたが介護のプロで、今やっている介護が〝仕事〟だったら、あなただってそこまでつらくないはず。介護という労働の対価としてお金をもらっているんだからという割り切りができるはずです。

でもね、あなたは家族なんです。そこには同じ時間を一緒に過ごしてきた歴史があり、思い出があります。そこで培われた愛情があります。そして、昔の元気だったときの親を、連れ合いの姿を知っています。だからつらいんですね。

親が子どもである自分のことを忘れていく切なさが、「どうして私のことがわからないの」という悔しさになる。

やさしかった頃を知っているから、「どうしてそんなにひどいことを言うの」と心が傷つく。

元気だった頃を知っているから、「どうしてこんなこともできなくなっちゃったの」と失望する。

それも家族だからこそ。家族だからこそ「いっそ殺してしまおうか」「一緒に死んでしまおうか」とまで思い詰めてしまうこともあるんです。

やさしくしたいのに、やさしくできないのは、在宅介護をしている人たちが、みな共通して抱えている家族だからこその現実であり悩みなのです。

家族だから、人間だから、１００％のやさしさと慈悲で接するなんて不可能。

――それでいいじゃありませんか。完璧なやさしさと一点の曇りもない慈悲の心で認知症の親や連れ合いの介護をしている人などいません。

あなたは、あなたがもっているやさしさで接すればいいんです。やさしくなれなくて後悔したり、落ち込んだりしてしまうのは、まぎれもなく愛情の証しです。だから、やさしくなれないときは自分を責めるのではなく、ちょっと立ち止まって、「どうすれば、もう少しだけやさしくなれるだろう」と考えましょう。

認知症の在宅介護は、その繰り返しなのかもしれません。そして、それもまた家族ゆえのやさしさなのだと、私は思います。

介護者こそ自分を大事に。自分へのやさしさがよい介護につながる

もうひとつ、大事なことを申し上げます。

それは、「どうすれば、もう少しやさしくなれるだろう」という思いを、患者さんだけでなく、〝あなた自身〟にも向けてほしいということです。

認知症に限らず、在宅で介護をするにあたって何よりも重要なこと、それは「介護をするあなた自身の心と体の健康を守り、大事にする」ことです。

介護をしている人は、自分が想像する以上に大きな負担を心と体に抱えています。

日々の生活に追われ、疲れきっていることにすら気づいていない人が多いのです。介護が中心の生活になると、どうしても患者さんが1番で、自分のことは2番、3番と後回しになってしまいがち。それも状況的にある程度は致し方のないことかもしれませんが、何もかもを後回しにしていたらあなたはあなたでなくなってしまいます。

自分の健康を後回しにして、自分が自分であることを犠牲にして、何もかもひとりで抱え込んで耐え忍ぶような介護では、どこかに歪みが出てきて当たり前です。

そうした苦行のような介護を休みなく続けて、あなたがもし倒れてしまったら、親や連れ合いを誰が看るのか――。

そう、介護をするあなたが心身ともに健康であること、笑顔であること、心に余裕を持っていること。それがよりよい介護をするための何よりも大事な条件なのです。だから、患者さん以上に、自分自身にやさしくなってください。自分の心と体を守ることを最優先していいんです。自分を大事にすることが、結果として患者さんを大事にすることになります。

私はときに、認知症の在宅介護しているご家族の方にこう言うことがあります。

「親の介護をするなら、まず自分のことを大事にしなさい」

「あなたと認知症の親、どちらかが死ぬというときは、絶対に自分を生かしなさい」

と。

不謹慎な言い方かもしれませんが、あなたがいま介護している親や連れ合いは、いつかは必ずあなたより先に亡くなります。でも介護しているあなたの人生は、そのあともまだ続いていくのです。

あなたの人生を介護だけにしてはいけません。介護は今、あなたの人生に巡ってきたひとつの季節です。それは冬のような厳しいものに感じられるかもしれませんが、季節は移ろうもの。必ず春はやってきます。

その春を晴れやかに迎えるためにも、あなたは自分を守らなければいけないのです。

本書は、私が認知症専門医として数多くの認知症の患者さん、そしてその人を支えるご家族の方々と出会い、診察やカウンセリングなどを通じてたどり着いた、「患者さんにやさしく、そしてそれ以上に〝介護をする自分〟にやさしい介護」のためのヒントをまとめたものです。

認知症介護は、人にやさしく、自分にもやさしく。

日々の介護に疲れを感じ、先の見えない旅に不安を抱いている介護者の方々への、わずかばかりのエールになれば幸いです。

1 章

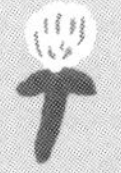

早くわかるほど、やさしくなれる

「あれ、おかしいな?」と
思ったときの第一歩

「あれ、おかしいな」を見逃さない

認知症は、ある日突然発症するわけではありません。時間をかけて少しずつ進行する病気です。しかしその間に、本人にはその自覚がなくても何かしらの〝前触れ〟のような小さな異変が現れてきます。

ただ、近くにいる家族がそれに気づかない。また気づいても「年をとったせいだよ」「一時的なものでしょ」とあまり重要視しない。そういった〝異変の見逃し〟が原因で認知症の発見を遅らせてしまうケースも多く存在します。

認知症は、早期発見できれば症状を軽減したり、進行を遅らせたりすることも可能な病気です。そしてそのために大事なのが、周囲の家族による〝気づき〟なのです。

「あれ、ちょっとおかしいな」
「何だか、いつもと違う」

どうか、この印象、この違和感を大事にしてください。それは身近な家族だからこそ察知することができる、小さなサインなのです。

日々の暮らしのなかで、これまでとは違う行動や言動、普段の様子に気づいたら、できるだけ早く専門医、またはかかりつけの医師に相談してください。

こんなサインに気づいたら相談を

［もの忘れが多い］
□知っているはずの人やものの名前が出てきにくい
□「あれ」「それ」「これ」など代名詞を使うことが増える
□つい最近の出来事なのに忘れてしまうことがある
□何度も同じことを言ったり、聞いたりする
□いつも何かを探している（置き忘れ、しまい忘れが多い）
□同じものを何回も買ってしまう

［時間や場所がわからない］
□約束の日時や場所を間違えることが多い

□知っている道でも迷子になることがある

〔判断力の低下・段取り力の衰え〕

□つじつまが合わない話をすることがある

□いつもつくっている料理に、やたらと時間がかかる

□簡単な計算なのに、よく間違える

〔意欲や積極性の低下〕

□下着を替えないなど、身だしなみに気を遣わなくなる

□趣味や好きなものに興味・関心を示さなくなる

□ふさぎ込むことが多く、何をするにも億劫がる

〝疑わしきは何度でも相談〟が早期発見につながる

何度も同じことを聞いたり、何度も同じものを買ってきたり、幻覚が見えたり、出かけたら迷子になって帰れなくなったり、「あれ、ちょっとおかしいな」と最初に感

じる小さな異変＝サインは、認知症の進行度合いで言えば、軽度から中等度のときに現れる症状です。

繰り返しますが、認知症は早期発見と適切な治療によって、病状を軽くしたり進行を遅らせたりすることが可能になっています。病気によっては完治するものもあります。患者となる本人はもちろん、介護をする家族のためにも、この「あれ、ちょっとおかしいな」という段階で、すぐ専門医に診察してもらうことが重要になります。

その結果、「認知症ではなかった」でも構いません。その後でも疑わしいと感じたら、何回でも病院に連れて行きましょう。「またおかしいような気がする」「やっぱりなんともありませんでした」を繰り返すことになってもいいんです。

〝疑わしきは医師に相談〟――こうした家族の姿勢が認知症の早期発見・早期対応につながっていくのです。

とはいえ、実際にはそう簡単に事が運ばないことも多いでしょう。いちばんのハードルは「本人が診断を受けるのを嫌がる」ことです。

家族は認知症の初期診断を受けてほしいけれど、肝心の本人が「病院に行きたくない」と拒否するというケースは少なくありません。

「自分はおかしくない。それなのにどうして病院に行かなきゃいけないんだ」
「認知症と診断されるのが怖い」
「認知症の診断なんて恥ずかしい」

おかしいことに自分が気づいていない困惑、自分が本当に認知症だったらという不安や恐怖、ボケてなんかいないというプライド――こうした思いから本人は認知症の診断を嫌がり、無理やり連れて行こうとすると怒ったり抵抗することも。そのために家族がついつい受診を躊躇してしまうこともあります。

後述しますが、認知症にはいくつもの種類があり、割合的には少ないのですが、早期に治療をすれば治る認知症もあります。また軽度認知機能障害（ＭＣＩ）と呼ばれる〝予備軍〟的な症状もあります。「あれ、おかしいな」がすべてイコール認知症、というわけでもないのです。

しかし〝治る認知症〟も軽度認知機能障害も、重要なのは早期発見・早期治療。受診のタイミングが遅れたために、治る可能性があったものが治らなくなる、軽度だったものが認知症に移行する――そうなったら本人も家族も悔やみきれないでしょう。

もし認知症だったとしても、早く発見できればその症状を軽くしたり、病状の進行を遅らせることも可能になります。

だからこそ疑わしさを感じたら、本人が嫌がっても、何とかして、すぐに専門医の診断を受けることが重要なのです。

「行きたくない」本人を、どうやって病院に連れて行くか

家族は「おかしい」と思っても、本人は全然おかしいと思っていない。だから家族は何とか病院へ連れて行こうとするけれど、本人は頑なに拒否する。

専門医での受診は、本人にとっても家族にとっても、認知症かどうかを判断し、治療や介護を始めるための重要な第一歩ですが、その一歩を踏み出すスタート地点に立つこと自体が難しいのです。

私もこれまでに、ご家族から「認知症の診断をしてほしいけれど、本人が嫌がって拒否される」という相談を何度も受けています。

もちろん、本人に認知症が疑われる行動をしているという現状をよく説明し、早く受診してその原因を突き止め、早く適切な治療をすることの重要さを理解してもらっ

たうえで病院に行くのが最善の方法です。

「認知症の人は、自分が認知症だとは思っていないので病院へ行きたがらない」とよく言われます。しかし認知症のごく初期の段階では、誰よりも先にご本人が認知症を疑い、不安になっているものです。

「最近、『おかしいな』と思うことが多くて、家族みんなが心配しています。ただのもの忘れかもしれないけれど念には念を入れて、まずお医者さんに診てもらいましょうよ」と。

そして、「私たち家族のためにも、受診してほしい」と頼んでみましょう。夫や妻に言われても嫌がるけれど、大切な息子や娘、かわいい孫の言うことには耳を傾けてくれるかもしれません。

「お父さんに（お母さんに、おじいちゃんに、おばあちゃんに）何があっても私は変わらずに受け入れるよ。だから、私のために受診して」

「私たち家族がずっとついている。だからまず診てもらおう」

と子どもや孫にたのんでもらうのもいいでしょう。

本人を病院に連れて行くために、まず何よりも最初に家族がするべきこと。それは不安や恐怖を感じているであろう本人の心情に寄り添うことなのです。

それでも受診を拒否され、言うことを聞いてもらえないときはどうするか。私はご家族にこう言っています。

「無理やり引っ張ってくるのではなく、ごまかしてでもいいから病院に行くきっかけをつくって連れ出してください」と。

「自分の体調がよくないので病院についてきてほしい」と頼む。

「夫婦で一緒に健康診断を受けよう」と誘う。

「そろそろ夫婦で脳ドックを受けよう」と誘う。

かかりつけ医がいるならその医師に専門医を紹介してもらい、ちょっとした体調不良にかこつけて受診させる——。

だましているようで心苦しく感じる方もいらっしゃるかもしれません。でもずっと躊躇して先送りを続け、発見が遅れてしまうことを考えれば、それが本人のため、家族のためなのです。

その際に大事なのは、連れて行く病院の医師と事前に相談しておくこと。

きちんとした認知症の専門医はこうした受診拒否のケースがよくあること、受診拒否をしてしまう本人の心情、家族の焦りやショックをよくわかっています。

本人に強い受診拒否がある場合、「健康診断ということで連れてきますから」という打ち合わせをしておけば、病院側の対応もスムーズになります。

なかには「親が認知症になったなんて恥ずかしくて人に言えない」「ご近所にも知られたくない。隠しておきたい」という思いから、誰にも明かさずにひとりで抱え込んで介護サービスなどを活用できないというケースもあります。

でも、それは間違っています。

考えてみてください。認知症になるのは恥ずかしいことなのでしょうか。認知症はれっきとした「病気」です。年を取れば誰もがかかる可能性がある病気です。誰もがかかる可能性がある認知症は、決して恥じたり世間体を気にして隠したりする病気ではないのです。

今では日本中の人が認知症という病気の存在を知っており、他人事ではないこととして関心も高まってきています。

認知症になることは、恥ずかしいことでも、みっともないことでもありません。ためらわず早めに医師に相談すること。何よりもそれが大事です。

どうしていいかわからないときは、即座にためらわず、地域のケアプラザや、役所の高齢(者)支援課に相談してみてください。

認知症の予備軍「軽度認知障害(MCI)」とは

認知症にはその前段階、「認知症予備軍」とも言える状態があります。言葉を換えれば、認知症とそうでない人の中間、グレーゾーンの状態。それが「軽度認知機能障害(MCI)」です。

軽度の認知症、初期の認知症というくくり方をされることもあるのですが、厳密に言えば、認知症になる前の段階のことですから、軽度認知障害は認知症とイコールではありません。

しかし、油断は禁物。軽度認知障害は、認知症に移行してしまう危険性が高い状態になっていると考えるべきです。もちろんすべてが認知症になるわけではありませんが、軽度認知障害を放置しておくと認知機能は低下していき、5年後には約50%が認知症になってしまうという報告もあるのです。

認知症っぽいけど、認知症じゃない。ならばどんな状態のことなのか――。

軽度認知障害の定義として挙げられているのが以下の5つのポイントです。

①本人や家族から記憶障害の訴えがある
②年齢や教育レベルの影響のみでは説明できない記憶障害がある
③日常生活には問題がない
④全般的な認知機能はおおむね正常
⑤認知症ではない

ざっくり言えば、

「日常生活には支障がないけれど、年齢相応以上に記憶障害が認められる状態」

ということになります。

また軽度認知障害は、記憶障害があるかないかによって「健忘型」と「非健忘型」という2つのタイプに分かれます。

「健忘型」は文字どおり、記憶障害があるタイプ。軽度認知障害の多くがこちらのタイプです。これが進行するとアルツハイマー型認知症になることが多いと言われています。

「非健忘型」は、記憶障害が現れず、判断能力や段取りを立てる能力などが低下します。このタイプは進行すると前頭側頭型認知症やレビー小体型認知症に移行することが多いと言われています。

では実際にどんな症状が現れるのでしょうか。例えば、

□知っているものや人の名前が出てきにくくなり、「あれ」「それ」「あの」といった代名詞を使った会話が多くなる
□つい最近の出来事で、周囲のみんなは覚えているのに一人だけ忘れてしまうことがある
□約束を忘れてすっぽかすことが増える
□同じことを何度も話すようになり、「その話、前にも聞いたよ」と言われることが増える
□趣味や好きなことにも消極的になって休もうとするなど意欲が低下する

□物事の段取りが悪くなってくる
□話好きだったのに急におしゃべりに参加しなくなる
□料理が得意だったのに、手間のかかる料理ができなくなる

こうした症状が見られたら「健忘型」または「非健忘型」の軽度認知障害を疑ったほうがいいでしょう。軽度認知障害は、診断基準があいまいなうえに、日常生活には問題が出ないために、ついつい放置されがちです。

でも、この段階で「あれ、おかしいな」と気づくことができれば、生活習慣を改善したりすることで認知症への移行を防いだり、発症を遅らせたりできることもわかってきています。

2章

正しく知れば、やさしくなれる

わからないから不安が大きくなる

認知症は、〝ひとつの病気〟ではない

病名は知っているし、社会的に注目されていることも知っている。自分の親や家族が、自分自身が、認知症にならないか不安に思っている。記憶がなくなり家族のことも忘れてしまう。あちこち徘徊する、失禁したり排せつに障害が出たり、暴力をふるったり、妄想や幻覚を引き起こす——そんな話は聞くけれど、実のところ、「どんな病気なのか」は今ひとつ理解できていない……。

多くの人にとっての認知症のイメージとはこんな感じではないでしょうか。

2025年には高齢者の約5人に1人、約700万人が認知症になるとも予測されている認知症。誰もが「認知症の家族を介護するかもしれない」「自分自身が認知症になるかもしれない」と言えるでしょう。その対策は国や自治体だけでなく、私たち個人にとっても避けては通れない非常に重要な課題のひとつになっています。

そうした状況のなかで、まず求められるのは認知症に関する正しい知識です。

家族が認知症と診断されたら、いたずらに不安がるのではなく、何でも悲観的にとらえるのでもなく、まずその病気のことを正しく知る。そうすることがよりよい介護、

そしてあなた自身を壊さない介護にもつながっていくのです。

認知症とは、

「いろいろな原因で脳の細胞が死んでしまったり、働きが悪くなったためにさまざまな障害が起こり、生活するうえで支障が出ている状態（およそ6カ月以上継続）」

のこと。つまり、認知症とはひとつの病気というよりも、こうした状態を生み出す原因となるさまざまな病気の〝総称〟のようなものなのです。

4つのタイプが認知症の約9割

認知症には、その状態を生み出す原因によっていくつもの種類が存在します。なかでも多く見られるのが、

①アルツハイマー型認知症

②レビー小体型認知症
③血管性認知症
④前頭側頭型認知症

の4種類。これらは「4大認知症」と呼ばれており、認知症全体の約87%を占めています。

このほかにも、言葉の意味がわかりにくくなる「意味性認知症」、会話がスムーズに行えなくなる「進行性非流ちょう性失語症」、思考力が低下して行動も遅くなる「進行性核上性麻痺」といったタイプの認知症が存在します。

ここでは4大認知症について、その基本的な特徴を整理してみました。

①アルツハイマー型認知症

［原因と特徴］

一般的にもその名をよく知られ、認知症全体の約半分を占めているのが「アルツハイマー型認知症」です。

脳のなかに異常なたんぱく質（アミロイドβ《ベータ》）が溜まることで脳の神経細胞が徐々

に障害を受け、脳が萎縮していく進行性の認知症です。

多く見られる特徴的な症状は「記憶障害」です。数分前の出来事をすぐに忘れてしまう、物を置いた場所を思い出せない、新しいことが覚えられない、時間や場所がわからなくなるといったことが起こります。

さらに神経細胞の障害や脳の萎縮が進むにつれてさまざまな症状が出てきますが、病状の進行は比較的緩やかなのも特徴です。

［一般的な治療法］

現段階では、根本的な治療法はなく、もとの状態に戻すことは非常に困難です。そのため病状の進行を遅らせる薬（コリンエステラーゼ阻害薬やＮＭＤＡ受容体拮抗薬など）や、それ以外のアプローチ（ケア）で、患者さんにとって少しでも長く〝その人らしく生きる〟時間をつくることが治療の基本になります。

最近の研究では、後述の血管性認知症と同じく生活習慣病の予防や治療が、このタイプの認知症の発症や進行の予防にも効果的であると言われています。

②レビー小体型認知症

［原因と特徴］

脳のなかに「レビー小体」と呼ばれる異常なたんぱく質が溜まることで脳の神経細胞が徐々に壊れていく進行性の認知症です。1976年に小阪憲司という日本人医師らがレビー小体による症状を報告・発表し、1995年に「レビー小体型認知症」と名付けられ、認知症のひとつとして確立しました。

特徴的な症状は、実際にはいない人や物が見える「幻覚・幻想」、睡眠中に怒鳴ったり奇声をあげたり手足をばたつかせたりする「睡眠時異常行動」、手足の震えや歩行障害といった運動障害が起こる「パーキンソン症状」などです。

また、はっきりしている時とぼーっとしている時がひんぱんに変わる「認知の変動」も認められます。また、初発症状として「うつの症状」もよく現れます。

[一般的な治療法]

レビー小体型認知症は発症のメカニズムに不明な部分が多く、根本的な治療法はまだありません。薬物療法としては、認知機能の低下などに対して、脳の情報伝達物質を減らす酵素の働きを弱める働きを持ち、アルツハイマー病の治療に用いられている「コリンエステラーゼ阻害薬」が使用され効果を発揮します。また生活習慣病の予防も有効です。

③血管性認知症

［原因と特徴］

脳梗塞や脳出血などで脳内の血液循環が損なわれたために脳の神経細胞が壊れ、本来の機能が失われてしまう認知症です。

アルツハイマー型やレビー小体型の原因が脳の神経細胞に障害をもたらす異常なたんぱく質だったのに対して、血管性認知症は血行障害が原因となっています。

脳内の血流が悪くなった場所や障害の程度によって異なりますが、手足のまひや感覚障害を伴う症状が多く見られます。

また、落ち着いていると思ったら突然症状が現れる、ある分野のことは普通にできるのにほかのことでは何もできないといった特徴があり、「まだら認知」とも呼ばれています。

［一般的な治療法］

一度損なわれた脳の神経細胞はもとに戻すことはできません。そのため血圧のコントロールや糖尿病やコレステロールなどの高脂血症、痛風や高尿酸血症、心疾患といった危険因子（生活習慣病）の治療をして、脳の血管がさらに詰まったり破れたりする脳血管障害の再発を防ぐこと。そして認知症の症状へのケアが治療の中心になります。

④前頭側頭型認知症

［原因と特徴］

脳の前頭葉と側頭葉の神経細胞が少しずつ壊れていくことでさまざまな症状が現れる認知症で、「ピック病」とも呼ばれます。

前頭側頭型認知症の大きな特徴は、その症状がもの忘れなどの記憶障害ではなく、「まさか、あの人がこんなことをするなんて」といった性格変化や行動異常という形で現れることです。たとえば、堅実に真面目に仕事を勤め上げた人が突然万引きをしたり、風呂場を覗いたりして捕まってしまう——こうした症状が見られます。

また自制が利かず、自分の言動をコントロールできなくなって、周囲に配慮ができない、ルールを守らず自分本位な行動をとるといった〝極端なマイペース人間〟になってしまうことも。

ほかにも、毎日同じ時間に同じルートを歩いてまわったり（スケジュール的行動）、「バカ、バカ、バカ」など同じ言葉を繰り返したり、立ってドアを開けては閉めるといった行動をえんえんと繰り返したりする（常同行動）症状が見られることもあり、無理に止めようとすると激高します。

前頭側頭型認知症と意味認知症、進行性非流ちょう型失語症の3つを合わせて、前頭側頭葉変性症と言います。

［一般的な治療法］

残念ながら、前頭側頭型認知症に関しても神経細胞が壊れていく原因は解明されておらず、有効な薬もまだ開発されていません。そのため、他の病型と比べても、治療が難しいと言われています。

自制の利かない落ち着きのなさや行動異常といった症状に対しては、対症療法として精神安定薬や抗うつ薬を使用することもあります。

この病気はほかの認知症と異なり、一刻も早く介護する態勢をつくっておく必要があります。市町村窓口か地域ケアプラザに相談して、介護申請をしてください。なじみの環境や、なじみの付き合いを好みます。早くから本人が気に入る環境や人間関係を作っておくことが大事です。また周囲の行動に引っぱられやすいですから、入浴やトイレなど必要な行動をうまく習慣づけておくといいでしょう。「バカ、バカ、バカ」と繰り返して困ってしまったときなどは「ちょっといい言葉で言おうネ、スットコドッコイ」などと、リズムのいい合いの手を入れて、「バカ、スットコドッコイ」「バカ、スットコドッコイ」と繰り返し、「バカ」から「スットコドッコイ」に誘導する、という手もあります。

ここまで、認知症の種類について説明をしてきましたが、すべての人がこの4つのタイプに、明確に分類できるとは限らないことも知っておいてください。

それは「認知症スペクトラム」という考え方です。

光をプリズムに当てると周波数に応じて色の光の帯になりますが、これをスペクトラム（スペクトル）と言います。「ここからはオレンジ色」「ここからは黄色」というわけではなく、徐々に変化していくグラデーションということです。

同じような病気でも、いろいろな種類（要素）や重症度の程度に応じてさまざまな状態が存在しますが、これを光の色にたとえてスペクトラムと表現します。

代表的なものは自閉症スペクトラムですが、認知症も同じようにとらえられます。認知症には、アルツハイマー型認知症やレビー小体型、血管性、前頭側頭型その他多くの病態がありますが、現実的には「この症状はアルツハイマー型」「あなたは血管性」とはっきり区別できるものは少なく、いくつかの病態（特徴）が混在することがほとんどなのです。脳梗塞があるけれどアルツハイマー型の症状もある、とか、レビー型がメインだけど前頭側頭型の要素もあるといった具合です。こうした状態、考え方を認知症スペクトラムと呼んでいます。

最終的な診断は脳の病理所見（細胞や血管などの状態）で決定されますが、現実にはそれぞれの特徴を併せ持つものがほとんどで、病理所見での認知症診断はほとんど不可能であるとも言われています。症状も軽症から重症までさまざまで　このように認知症の種類はさまざまですが、治療やケアーの基本はどれも同じ、その上で症状や程度に応じてオプションを変えて、さじ加減を変えるという対応が必要になりますが、その基本はやはりパーソンセンタード・ケアということです。

〝治る〟認知症もある
——正常圧水頭症、慢性硬膜下血腫

認知症は治らない——そう思っている人は多いと思います。

確かに認知症の約半数を占めるアルツハイマー型認知症やレビー小体型認知症、前頭側頭型認知症、血管性認知症の4大認知症については、ある程度進行を遅らせることはできても、進行を止めたり、改善したり、完治させたりする薬や治療法は、現在のところありません。

しかし認知症のなかには、割合は少ないながらも、その原因となる病気を治療で取り除けば、その進行を止めて治すことができる「治る認知症」もあります。

例えば「正常圧水頭症」。

これは脳の周囲を流れて脳を保護している脳脊髄液が原因となる認知症です。何らかの原因で脳脊髄液の吸収が滞って溜まり過ぎて脳が圧迫されることで、さまざまな症状が起こります。

よく見られるのが歩行障害。歩幅が狭まってすり足で歩くようになり、バランスを崩して転倒しやすくなります。また集中力や注意力、意欲の低下、ときには尿失禁などの症状が起きることもあります。

正常圧水頭症の主な治療は「シャント術」と呼ばれる手術になります。脳に溜まった過剰な脳脊髄液をシリコンのチューブを通して他の場所に流し出す手術で、早期に行えば日常生活に困らないレベルまで症状を改善することも可能です。

また、頭を強打するなどの外傷で、頭蓋骨と脳の間に溜まった血（血腫）が脳を圧迫する「慢性硬膜下血腫」も、認知症の症状を引き起こす原因となる病気のひとつ。ケガの直後は無症状で、数週間から数カ月で徐々に症状が出てくるのが特徴です。

頭痛や吐き気、体のまひなどのほかに、もの忘れ（記憶障害）や足を引きずるなどの歩行障害、意欲の低下や失禁といった認知症の症状が見られます。

慢性硬膜下血腫の治療は、頭蓋骨に小さな穴を開け、そこから細いチューブを入れて血腫を洗い流すという外科手術が一般的。甲状腺ホルモンが減少する甲状腺機能低下症や、ビタミンや葉酸の欠乏による認知症もあります。

これらは治療によって症状の改善が可能な〝治る認知症〟と呼ばれています。原因となる病気を適切に治療することで症状が改善する認知症もある――だからこそ、その認知症が〝治る認知症〟なのかどうかを見極めるためにも、早期受診が大切なのです。

認知症の症状は2種類ある

①誰にも現れる「中核症状」

「認知症の症状は?」と聞かれたら、どのようなものを思い浮かべますか?

もの忘れ、徘徊、妄想、日時や場所がわからない、失語、暴言、失禁――どれも認知症の症状ではありますが、これらは「中核症状」と「周辺症状」に分けられます。

認知症の直接的な原因は、「脳の神経細胞が壊れて、脳の機能に障害が出る」ことですが、中核症状とは、脳が機能しなくなったことで直接的に引き起こされる症状のことです。
主な症状は、
□**記憶障害**（もの忘れ）
昔のことや最近のこと、直近のこと、当然知っているはずのことなどを忘れてしまう障害。
□**見当識障害**（〝いつ〟や〝どこ〟や〝誰〟を間違える）
今日の日付や時間を間違えたり、外出先で自分がいる場所がわからず迷子になったり、日時や場所など自分が置かれている状況が認識できなくなる障害。
□**失語**（話す・聞く・読む・書くができなくなる）
スムーズに話せない、相手の話を理解できない、ものの名前が思い出せない、簡単な字が書けないなど、言葉を理解して使うことができなくなる障害。
□**失認**（見たり、聞いたり、触れたものが何かわからなくなる）
視力、聴力、触覚などに問題はないけれど、そこからの情報が脳に伝わらず、目の前のものが何か、この物音は何の音か、何を触っているのか、といった状況が正しく把握できなくなる障害。

□実行機能障害（手順を踏んだ作業ができなくなる）

いつもつくっていた料理がつくれない、家電製品を使えないなど、段取りを組んだ行動ができなくなる障害。

□失行（これまでできていた行動ができなくなる）

歯を磨けない、シャツを着られないなど、体は正常に動くのに、したいことがあっても方法がわからなくなる障害。

また前頭側頭型認知症では、異常行動（善悪の判断がつかなくなる）、脱抑制（欲望、感情が抑えられなくなる）、常同行動（同じことを繰り返す）などが現れます。

中核症状は、程度の違いはあれども認知症になれば誰にでも現れます。

脳細胞が壊れてしまったために起こる中核症状は治療をしても治すのは非常に難しいでしょう。現状では薬の服用などで「症状の進行を遅らせる」「悪化させず現状を維持する」といった対処しかできず、それでも徐々に進行してしまうのが現実です。

②中核症状から派生する「周辺症状」

「ＢＰＳＤ」とも呼ばれる「周辺症状」とは、中核症状から派生して生じるさまざまな症状のこと。中核症状によって患者本人に不安がつのり、そこに不快感や焦り、体調不良、周囲の不適切な対応といったストレスが加わることで本人が混乱し、さまざまな症状が引き起こされます。

たとえば頻繁にもの忘れが起こり、自分で片づけてもそれを覚えていないために混乱して「誰かが盗んだ」と妄想して周囲を疑い出す――このケースでは「片づけたことを忘れる＝中核症状」、「盗まれたという妄想＝周辺症状」になります。

ほかにも、記憶障害を周囲から「どうして忘れちゃうの」「さっき○○したばかりでしょ」などと責められたり問い詰められたりして、不安にさいなまれて暴れてしまうというケースは、「忘れてしまう＝中核症状、暴れる＝周辺症状」です。

ふらりと散歩に出かけたつもりが、見当識障害のために道に迷ってパニックに陥った場合は「道がわからなくなる＝中核症状、パニック＝周辺症状」ということ。

脳そのものの機能低下が原因である中核症状とは違って、周辺症状は本人の心の状態や周囲の環境、人間関係などが作用するため、実際に現れる症状はさまざまで大きな個人差があります。

主な周辺症状は、暴言や暴力、興奮、抑うつ、不眠、昼夜逆転、幻覚、妄想、せん妄、徘徊、もの取られ妄想、弄便《ろう》（排せつした便をさわる行為）、失禁など。

家族による認知症介護では、中核症状よりもこうした周辺症状への対応に苦慮するケースが圧倒的に多くなっています。またこうした周辺症状の影響によって脳の障害からくる中核症状が進み、結果として、認知症そのものの進行が早くなってしまうこともあります。

③介護する人を悩ませる生活障害

もうひとつ、介護する人を実は最も悩ませるのが「生活障害」と言われるものです。たとえば切符の買い方がわからない、料理の作り方がわからない、リモコンや鍵の使い方がわからない、トイレの使い方がわからない、着替えができない、失禁する、ふらついて転倒しやすくなる、などなど、中核症状から発生し、日常生活の支障になる症状のことを言うのですが、これらは長期間にわたって持続するため、BPSD以上に介護の手間がかかるのです。

なお中核症状、周辺症状、生活障害を合わせて、「認知症の3次元」と呼びます。

64歳以下の〝若い世代〟が発症する若年性認知症

認知症＝高齢者がかかる病気と考えられがちですが、実際には若い世代でも認知症になることがあります。18歳から64歳までに発症する認知症を「若年性認知症」と呼びます。

もの忘れや認知機能の低下が現れて日々の仕事や日常生活に支障が出てくるようになっても、「まだ若いから」と、自分も周囲も認知症を疑わないケースが多く見られます。また、医療機関で診察を受けても、過労やうつ病、更年期障害と間違われることも多く、「若年性認知症である」と診断されるまでに時間がかかってしまうことも少なくありません。

厚生労働省が２００９年に発表した調査では、全国の若年性認知症の患者数は約３万７８００人。男性のほうが女性よりも多く、推定発症年齢は平均51・３歳となっています。また若年性認知症は老年性に比べて病状の進行が早く、症状も重くなる傾向があると言われています。

働き盛りの世代で発症すると、本人のみならず家族の生活への影響も甚大です。発症した人の約80%がそれまでの仕事を続けることができず失職しているというデータもあり、仕事や子育て、家のローンなど老年性の認知症とは違う問題を抱えて、生活の再構築を余儀なくされることも。

若年性認知症の原因は、老年性と同じく大半がアルツハイマー型で、次に多いのが血管性です。しかし少数ではありますが、高齢者にも見られる前頭側頭型やレビー小体型、そのほかに頭の外傷で脳に損傷を受けたことが原因の頭部外傷後遺症、多量のアルコール摂取で脳が萎縮するアルコール性認知症なども見られます。

若年性認知症の場合も、その病因（アルツハイマー型や血管性、レビー小体型、前頭側頭型）によって高齢者の認知症と同じような特徴が見られます。

とくに共通してよく見られる初期の症状としては、記憶障害や見当識障害が挙げられます。記憶障害ではもの忘れが多くなり、仕事でも普段の生活でも大事な約束を忘れてしまうことが増えてきます。しかも約束したこと自体を忘れてしまっているので、忘れた自覚がない――朝食に何を食べたかを忘れるのではなく、朝食を食べたこと自体を忘れてしまうのと同様です。こういったことが頻繁に起こります。

また見当識障害では、今日が何日かすぐに忘れてしまったり、電車やバスで乗る駅・

降りる駅がわからなくなる、自分がどこにいるのかわからなくなる、よく行く場所で迷子になるといったことが度重なるようになります。行き先ではパニックになり、めまいを起こすこともあります。渡辺謙主演の「明日の記憶」という映画は若年性認知症を実によく表現しています。興味のある方はぜひご覧になってみてください。

若年性認知症も老年性と同様に早期発見・早期治療を行うことで、症状の進行を遅くすることが期待できるため、早期の受診が重要になります。

若い世代も認知症は他人事ではないことを認識し、「おかしい」と思ったら早めに専門医に受診する。老年性も若年性も、これが認知症の進行を遅くさせるための第一歩なのです。

認知症と遺伝の関係
――家族性アルツハイマー型認知症

「患者さんの両親や兄弟、親戚などにアルツハイマー型認知症と診断された方はいませんか?」最初に認知症の診断に付き添っていったとき、専門医からこう質問されませんでしたか？

実は、アルツハイマー型認知症になる人が多く見られる〝家系〟もあります。

こうしたケースで考えられるのは、その家系がアルツハイマー型認知症の原因となる「変異した遺伝子」を持っている可能性です。その遺伝子がアルツハイマー型認知症を発症させる原因のひとつになっているのではないか、つまり家系を通じて遺伝しているのではないかということです。

このように、遺伝的な原因によって発症するアルツハイマー型認知症を「家族性アルツハイマー型認知症」と呼びます。全アルツハイマー型認知症のうち、その割合は約5％と少なく、稀なケースと言えるでしょう。

このタイプの大きな特徴は、発症年齢の若さにあります。アルツハイマー型認知症の多くは70～80歳で発症しますが、家族性アルツハイマー型認知症の場合、なかには40～50歳代という若さで発症するケースも少なくありません。ですから若年性認知症の人の中には、この家族性アルツハイマー型認知症も多く存在すると言われています。

患者さんがアルツハイマー型認知症と診断され、発症年齢が若く、家系にも同じ病気の患者さんが複数いるといった場合には、家族性アルツハイマー型認知症の診断を受けたほうがいいでしょう。変異遺伝子のなかには原因として明らかになっているものもあり、血液からＤＮＡを抽出して行う「遺伝子検査」などで診断されます。

若年性認知症は進行が早いと先にも書きましたが、遺伝子の変異が原因の家族性アルツハイマー型認知症は進行がさらに早いため、早期発見、早期治療が重要になります。ただし、残念ながらほかの認知症と同様に完治させる治療法はまだなく、進行を遅らせることが治療のメインになります。

アルツハイマーの原因となる遺伝子がある

アルツハイマー型認知症は、脳のなかに異常なたんぱく質が蓄積され、それによって脳の神経細胞が傷つけられたり、壊されたりすることが原因とされています。家族性アルツハイマー型認知症の場合、変異した遺伝子がこの異常なたんぱく質をより多く集めてしまうのではないかと考えられているのです。

そうした変異遺伝子についての研究も進められていて、現在「アポＥ」と呼ばれる遺伝子がアルツハイマー型認知症の発症に関与していることがわかっています。

アポＥ遺伝子とは、血液中に存在するたんぱく質の一種である「アポリポタンパクＥ」をつくる遺伝子のこと。

この遺伝子には「アポE2」「アポE3」「アポE4」という3種類があって、私たち人間はこれらを、「2と3」とか「3と4」「3と3」というように、2つ1組の対で持っています。その組み合わせは人によって違うのですが、これがアルツハイマー型認知症の発症に大きく影響していると考えられています。

なかでも注目されているのが「アポE4」遺伝子。これを2つ対で持っている人、つまり「4と4」という組み合わせの人は、85歳までに85%以上が認知症になると言われているのです。

「1と4」「2と4」「3と4」のように片方だけがE4という組み合わせの人は、85歳までに50%、つまり半分が認知症になる可能性があり、E4を持っていない人は85歳までに10%程度と、認知症になりにくくなると考えられています。

しかしこのデータは、あくまで確率の予測に過ぎません。そうした「リスクがあるであろう、リスクが高いであろう」ということであって、「4と4」もしくは「どちらかが4」の人が、その割合で必ずアルツハイマー型認知症になるというわけではないのです。

もちろん病気発症の原因は遺伝的要素だけではありません。その人を取り巻く環境という要因も大きく関与しています。つまり生活環境や生活習慣などを改善し、整えることによって病気を発症させない、発症までを長引かせる、発症しても軽度にすることは可能なのです。

アルツハイマー型認知症にしても、たとえアポE遺伝子の組み合わせが「4と4」だとしても、発症しない15％に入るようにする努力はできるということです。

3万円ていどの費用はかかりますが、血液や口のなかの粘膜を調べるだけでアポE4遺伝子の有無の検査はできます。そうすれば自分にはどのくらいリスクがあるかがわかります。

ただ検査をしてリスクが高いことがわかった場合、前向きな人はリスク回避のためにどうすればいいかを考えるのですが、「自分は確実に認知症になるんだ」と落ち込んでノイローゼになってしまうような場合もあります。つまり、知らないでいたほうが幸せだという人もいるということ。物事をネガティブに考えがちな人は検査など受けず、環境改善に気を配ったほうがいいかもしれません。

認知症に関する遺伝子の研究は今もかなりのスピードで進められており、これまでわからなかったことが次々に解明されています。

アポE遺伝子の「E4」がアルツハイマー型認知症の発症に関与しているという研

究結果も、あくまで「今現在は」という話。来年になればまたまったく違う要素が出てくる可能性もあります。アポEタンパク以外で発症に関与している他の遺伝子があるかもしれない。「4」があるとリスクが高く、ないとリスクが低いとばかりは言い切れません。

結局のところ、誰にでもリスクはあるということ。だからこそ普段の生活環境、生活習慣の改善、そして早期発見・早期診断が重要になってくるのです。

認知症の診察とは？——受診から診断までの流れ

①「あれ、おかしい」というサインに気づく

※サインの例は27ページを見てください。

↓

②かかりつけ医に相談

認知症の診断をするのは、主に「神経内科」や「神経科」「心療内科」「脳神経外科」

「精神科」などを扱う医療機関です。

ただ、1章でも触れたように、「あれ、おかしい」「認知症かもしれない」という段階では、本人に自覚症状がない、自覚症状があっても認めようとしないという状況も多く見られます。そしてその段階では、いきなり「神経内科」などの専門医の受診をすすめても、拒まれてしまうケースも少なくありません。

そこで相談すべきは、本人が普段からお世話になっているかかりつけ医です。気心知れた医師ならば受診のハードルも低いため、まずはかかりつけ医を受診し、そこから専門医を紹介してもらうのがいいでしょう。

かかりつけ医がいない方、病院にかかったことのない方は地域の区役所にある高齢者支援課や、地域ケアプラザなどに相談すると、対応のしかたを教えてくれます。

←

③専門医での診断

専門医での診断は、「問診」の後に「各種検査」を実施し、「診断」を受けるという流れで行われるのが一般的です。

問診では、現在の症状や症状の経過、既往症など必要な情報を聞き取ります。飲んでいる薬があれば「お薬手帳」を、また血液検査の結果もあれば持参してください。

検査では、本人の記憶力や理解力を調べる「認知機能検査」と、頭部ＣＴやＭＲＩなどで脳の萎縮や脳梗塞、脳腫ようや外傷性変化、脳血流の障害の有無や程度を調べる「画像検査」、さらに血液検査、心電図などが行われます。

その後、検査結果に基づいた診断と治療法、ケアについての説明が行われます。

担当医には、遠慮せずに何でも聞いてください。うまく説明したり質問する自信がないときは、事前に箇条書きにしたかんたんなメモを作っておいて、それを渡すといいでしょう。疑問に思ったこと、わからない言葉の意味、不安に思っていること、困っていることなど患者さん本人や介護をすることになる家族の方々の率直な気持ちや心身の状態を正直に教えていただけることで、私たち医師は、より細かく、より具体的に、よりよい治療ができるようになります。

患者さん本人に関わる人すべてが同じ気持ちや情報を共有することは、認知症治療やよりよい介護の第一歩です。

認知症という診断を受けたけれど、いまだに信じられない。いまひとつ納得がいかない。念のため別の医師にも診てもらって確信を持ちたい。本人やご家族がそうした気持ちになることもよくあります。

そんなときは「セカンドオピニオン」といって、ほかの医療機関で診察を受けて意見を聞くという選択もあります。

「最初に診察してくれた先生に失礼になる」

「もうこの病院に戻ってこられなくなる」

「紹介してくれたかかりつけ医に申し訳ない」

そんな危惧や不安もあるかもしれませんが、何よりも大事なのは、本人とその家族が「納得して治療を受けること」「納得した治療法を選ぶこと」。本人の人生に直接かかわる重大な選択なのですから。

担当医もその点は十分に理解しているはず。ご自分の揺れている思いを、担当医に正直に伝えれば、良好な関係を保ちながら〝第二の意見〟を聞くことができます。

認知症の治療とは？
――薬を使う治療、使わない治療

現時点で認知症の多くは、治療しても完治することは難しく、根本的に元の状態に戻すことは非常に困難と言わざるを得ません。

そのため認知症の治療は、病気の進行を抑えて病状の悪化を防ぐことを目標に行われます。その方法は、薬を使う治療（薬物療法）と薬を使わず日々のケアや脳と体のリハビリテーションによる治療（非薬物治療）の2つが主流になっています。

①薬を使う治療

認知症を治すことができる薬はまだありませんが、症状の進行を遅らせたり、症状を緩和したりする目的でさまざまな薬が認可を受けて、使用されています。

認知症の約半数を占めるアルツハイマー型認知症に用いられている薬は、現在のところ、「コリンエステラーゼ阻害薬」と「ＮＭＤＡ受容体拮抗薬」などです。

［コリンエステラーゼ阻害薬］

コリンエステラーゼ阻害薬は、脳神経細胞の情報伝達物質を減らす酵素の働きを弱める働きがあります。具体的な薬の商品名としては「アリセプト」、「レミニール」、「イクセロンパッチ（リバスタッチ）」がこれに分類されます。

・アリセプト

アルツハイマー型認知症の進行を遅らせるために多く利用される薬です。２０１４年からはレビー小体型認知症にも有効なことが確認され適用範囲が広がりました。最も古くからある抗認知症薬で、現在数多くのジェネリックの薬品があります。ただし、レビー小体型認知症に対してはアリセプトのみが保険適用になります。１日１回の服用ですみ、使いやすい薬です。

・レミニール

こちらもアルツハイマー型認知症の症状の進行を抑える薬として使用されます。軽～中度の患者さんに使われます。１日２回の服用で抑うつ的な症状や軽度の周辺症状に効果があります。

・イクセロンパッチ（リバスタッチ）

同じくアルツハイマー型認知症の症状の進行を抑える薬として使用される〝飲まず

に貼る〞タイプの認知症の薬。皮膚から一定量が持続的に吸収され、血中濃度が安定する利点があります。食欲をあげる作用もありますが、1～2割の人にかぶれや、かゆみが出ます。軽～中度の患者さんに使われます。

［NMDA受容体拮抗薬］

NMDA受容体拮抗薬には、神経伝達物質の受け手となる受容体の異常を抑制し、脳を適切な働きに戻す働きがあります。これに分類されるのは「メマリー」という薬です。

・メマリー

中～重度のアルツハイマー型認知症の症状の進行抑制に効果がある薬です。「コリンエステラーゼ阻害薬」3剤のうちどれかひとつと併用することができます。それにより、効果が倍増するという報告もあります。感情が不安定だったり、落ち着きがなかったりする患者さんの高ぶった気持ちを静め、穏やかにします。

これらの薬は、もちろん症状に応じて医師の判断で処方されることになりますが、認知症の薬には副作用が確認されているものもあるため、服用についても専門医の指示のもとに行うことが大切です。

適切な薬物治療をできるだけ早いタイミングで始めれば、症状の進行を大幅に遅らせることも期待できます。だからこそ早期診断・早期発見がとても重要なんですね。

今現在も、認知症に対するさまざまな薬の研究開発は世界のあちこちで進められています。今はまだ進行を抑えるだけしかできなくても、近い将来、きっと認知症を完治できる薬が開発されるはず。私たち医師もそれを信じています。

②薬以外の治療

一方、薬を使わずにリハビリテーションやレクリエーション、日々のケアなどによって脳の機能低下を抑え、活性化を促すのが非薬物治療です。

・回想法

好きだった映画、旅行に出かけた思い出、若い頃に住んでいた街のこと、学生時代のエピソードなど、昔の出来事や若い頃の思い出話、笑い話、苦労話などをすることで、脳の活性化を図り、心の落ち着きや充実感を取り戻す方法です。

・**音楽療法**

好きな音楽を聴いたり、簡単な楽器を演奏したり、歌を歌ったりすることで、感情の安定や意欲を取り戻す方法。その人にとって「思い入れの深い歌、心を揺さぶられる記憶と結びついた歌＝パーソナルソング」を歌う、聞く、ダンスをすることは認知症の進行抑制に高い効果があるという報告もあります。歌は世につれ、世は歌につれ、と言います。その曲とともに若かりし日々を思い出すことは、認知症の予防にも治療にも非常に有効です。

・**園芸療法**

花や植物、野菜などを育てることで感情の安定や意欲の促進を図る方法です。

・**リアリティ・オリエンテーション**

「自分は誰」「今日は何月何日」「今の季節」「折々の行事」「ここは○○」など、自分と自分のいる環境を正しく理解するトレーニングで、場所や時間、空間の認識を高めていく方法です。

ほかにも、ウォーキングなどの有酸素運動を取り入れた「運動療法」、動物と触れ合う「ペット療法」や絵を描く「絵画療法」など、さまざまな方法が行われています。

薬を服用する薬物療法と違って、これらは在宅での介護でも手軽に取り入れられるものが多くあります。医師やケアマネージャーなどと相談しながら、チャレンジしてみてはいかがでしょうか。

3章

心に寄り添えば、やさしくなれる

病気になっても「心」は失われない

「気持ちを思いやる」ということ

認知症の患者さんのなかには、我が家に住んでいるのに「家に帰りたい」と言い出し、説得しようとすると暴れ出すといったケースがあります。それはなぜでしょうか。

患者さんは、今でも「昔、自分が住んでいた家にいる」と思っているんですね。そばにいる息子がもう50歳をこえていたとしても、患者さんにとっての息子は「まだ子どもだった頃の息子」なんです。

そう、中核症状のひとつ、記憶障害が出ているのですね。

ですから朝、目覚めて周囲を見回したとき、自分がいるのは「自分が昔住んでいたのとは違う〝知らない家〟」で、そばにいる息子は「〝知らない大人〟」だと思ってしまうんです。

知らない家だから帰ろうとする。これはごく当たり前な行動です。それなのに〝知らない人〟に「どこに行くの?」と引き止められる。だから恐怖と不安を感じて、「放してよ！　家に帰してよ！」とパニックになってしまうわけです。

そんなときは無理に引き止めずに、患者さんの気持ちに任せてあげましょう。

「帰りたいの？　じゃあ帰ろうか。でも危ないから一緒について行っていい？」

と声をかけてついて行き、近所をグルっとひと回り。そしてまた家の前に戻ってきたら表札を見せて、

「ああ、ここが〇〇さんの家だね。名前が書いてあるでしょ。さあ、入ろうか」

こうすれば「ああ、自分の家に帰ってきた」と思ってくれるでしょう。


患者さんの言動を頭から否定せず、「家に帰りたい」という気持ちに寄り添ってあげる。それだけで患者さんは安心してずいぶんとリラックスできるんですね。

患者さんにストレスを与えず、安心感ややすらぎを与えられるケアをすることが、認知症の進行を食い止めることにもつながります。ときには改善がみられるケースさえあるんです。

寄り添うために、精いっぱいの想像力を働かせて

認知症の患者さんの気持ちに寄り添った介護に最も大切なもの、それは「想像力」

ではないか。私はそう思っています。

想像してみてください。

ついさっきの出来事をすぐに忘れてしまう。
よく知っているはずの場所なのに道がわからず迷子になってしまう。
一生懸命に話しているつもりなのに伝わらない。
今までできていたことができなくなってしまう。

初期の段階は「自分は認知症になった」と自覚することができます。もし自分自身の身にこんなことが起こったら、自分が認知症だと自覚したら、どんな気持ちになるだろう、と。自らの変化にとまどい、悲しみ、不安を感じ、混乱してしまうでしょう。
認知症になった人には、実際にこうしたことが頻繁に起こっているのです。

想像してみてください。

たとえば自分が今いる場所がわからなければ、誰もが不安になるでしょう。とにかく家に帰ろうとするかもしれません。

そのとき周囲の人が自分を止めたり、怒ったり、帰れないように部屋にカギをかけられたりしたら、より一層の恐怖や不安を覚えるでしょう。

ときには大声をあげたり、暴れてでも反抗しようとしたりするかもしれません。

認知症の人は、実際にこうした体験をしているのです。

想像してみてください。

普段ならできることが何かの拍子にうまくできなくなると、「今まではできていたはずなのに、どうしてできないんだろう」と不安になったり、「こんな簡単なこと、どうしてできないんだ」「なぜ思い出せないんだ」と自分自身に腹が立ったりするでしょう。

ましてやそれを周囲から指摘されたり、「どうしてできないの？」と問い詰められたりすれば悔しさを感じてイライラもするでしょう。情けなさを感じて落ち込んでしまうかもしれません。

そうした心情は、認知症であろうがなかろうが、誰だって同じでしょう。

認知症になると、徘徊や妄想、猜疑心や暴力など、不可解な行動を起こす。認知症になると何もわからなくなる。そう決めつけるのは大きな間違いです。

「もし自分がそんな状況に置かれたら」と想像すれば、認知症の人の行動は不可解でも何でもありません。そう、私たちだって同じなんですね。


だから、常に想像しましょう。

記憶が失われていく怖さ、できたことができなくなっていく悔しさ、思い通りにならない自分への苛立ち——毎日の暮らしのなかで自分自身の変化に戸惑い、歯がゆさや情けなさを痛感しているのは、誰でもない本人自身なのだということを。

そして、本人が感じている戸惑いや不安、恐怖を理解してあげましょう。相手の気持ちを思いやる。相手の立場に立って考える。認知症の人の心に寄り添う想像力が、何よりのやさしさなのだと私は思います。

本来あるべき〝患者さん中心の介護〟とは

近年、認知症介護の現場でよく耳にする「パーソン・センタード・ケア」という言葉があります。イギリス生まれの認知症介護の考え方なのですが、日本語に訳せば「人（患者）を中心に置いた介護」、もっとかみ砕けば、

認知症の患者さんをひとりの人間として尊重し、尊厳を守り、患者さんの視点や立場に立って理解して行う介護

という意味合いになります。

また、介護する側の効率を重視・優先するような栄養（食事）と排せつ、体の清潔といった最低限の画一的なケアだけではなく、患者さん本人の気持ちや個性、さらにはその人の人生を十分に考慮しながら行うケアとも言えます。

「そんなの、当たり前でしょ」と思うかもしれません。「あえて提唱するようなことではない当然のこと」という声もあるでしょう。

しかし嵐のように忙しく過ぎていく毎日の現場のなかで、いつしか「当たり前」や「当然」が置いてきぼりにされてしまうことも少なくありません。

『ユマニチュードという革命』（イブ・ジネスト著／本田美和子監修　誠文堂新光社）という本のなかにこんなエピソードが出てきます。認知症を患った高齢者とその家族のお話です。

家族は、認知症を患ったお父さんが安心して暮らせる施設を探していましたが、とても素敵なところを見つけます。

そこは『あなたの生活、あなたの人間らしさを大切にケアします』という謳い文句の施設。高級マンションのようにおしゃれできれいな建物で、高級ホテルのコンシェルジュのようなスタッフが常駐していて、みんなが笑顔でやさしく迎えてくれる施設でした。ご家族は、そんな環境が気に入って入居を決めたといいます。入居後しばらくしてからのこと——。

その患者さんは毎晩、少量ですが晩酌をするのが何よりの楽しみでした。そこで施設の人に「晩酌したい」と頼んだら、「ここは禁酒です。規則なのでお酒は一切飲めません」。

「いつも寝る前に散歩をしてるから、ちょっと出かけたい」と言うと、「もうこの時間は外出禁止です」。「じゃあ寝る前にお風呂で汗を流したい。ひとりだと大変だから手伝ってくれ」と言ったら、「こんな時間の入浴はできません」。

頭に来たその患者さん、寝るふりをしてそっと施設を抜け出し、近くの店に飲みに行きました。帰ってきたら、カンカンになっていたスタッフにこっぴどく叱られたそうです。

「あなたが本当に大事です。あなたのためにケアします」という施設に入ったのに、患者さんはスケジュールをすべて管理される日常生活を余儀なくされ、今まであった小さな自由を、ささやかな自分の楽しみを、手放さざるを得なくなってしまったのだと。

ある病院で見た忘れられない光景があります。それは認知症の患者さんのケアで清《せい》拭《しき》（体を拭く）をするときのことでした。

まず驚いたのは看護師さんが病室に入るときにノックをしないということ。個室でも大部屋でも、カーテンで仕切られたベッドでも、ノックも声かけもしないで勝手に開けて入っていくんです。

患者さんにしてみれば急に入ってこられたらびっくりしますよね。その上、認知症のために入ってきた人が看護師さんかどうかもわからなくなっているわけですから。知らない人が急に入ってきて、体を押さえられたら、大声を出して騒ぎ、暴れて抵抗するのは当然のことでしょう。

それを暴れたからといって「この患者は私たちの言うことを聞かない。ＢＰＳＤ（周辺症状）がひどい」などと言い出すんです。

思わず聞きたくなりました。どこのホテルや旅館に、お客さんがいる部屋にノックもせずに入ってくる従業員がいるんだと。病院だって同じでしょうと。

そこには「この患者は認知症だから何もわからない」という思い込みがあるんですね。それはつまり、患者さんの尊厳を蔑《ないがし》ろにしているということにほかならないんです。

患者さんは確かに認知症という病気ではあるけれど、ひとりの人間です。見も知らない人がいきなりやってきて、押さえつけられて、ましてや無理に服まで脱がそうとする。そんなことをされれば誰だって暴れるし騒ぐし拒絶するでしょう。

自分自身がその立場になって考えれば簡単にわかるはず。それは認知症の症状ではなく、人間として至極まっとうな自己防衛なんですね。

介護やケアをするスタッフが大変なのもわかります。少ない人数で多くの患者さんのケアをするわけですから、最低限の規律は必要不可欠です。個々の生活サイクルや事情にいちいち合わせていたらきりがないという思いもわからないではありません。

しかし介護しやすさのためのルール、介護の効率化のための規則に従わざるを得ない暮らしは、患者さんにとって〝人として〟幸せなものと言えるのでしょうか。

「あなたのために」「パーソン・センタード・ケア」という姿勢や考え方は当たり前のことなのですが、それを実現するとなると実際には、意外に難しいものなのです。

ここで挙げた例は介護施設や病院でのケースですが、家族による介護の場合も例外ではありません。

患者さん本人のことを本当に大事にしているか、心安らかに過ごせるような配慮をしているか、患者さん本人の尊厳を守っているか。自分の都合で本人をがんじがらめにしてはいないか。

本人の人柄や性格をよく知り、積極的にコミュニケーションをとっているだろうか。

そして、その介護は、もし自分が認知症になったときに〝こうしてほしい〟と思えるあたたかいものだろうか。

本来の患者さん中心の介護、本来のパーソン・センタード・ケアに求められているのも、やはり本人の立場に立って考える想像力なのです。

できることは、できるだけ本人に

もうひとつ介護をする人が想像しなければいけないこと、それは認知症の人の自尊心、プライドです。

認知症になると、今の自分の状態に大きな不安や苛立ち、戸惑いや焦りを感じて、「自分はもう誰かの世話にならなければ生きていけない人間なんだ」と思ったり、「自分は役に立たない。もう自分の居場所はない」と失望したりしてしまいがちです。

けれど、自分だって出来るだけ役に立ちたい。何かしら世の中と関わっていたい。こうした思いは認知症の人たちも常に持っています。むしろご家族の方々以上にその思いは強いのではないでしょうか。

それは、言い換えれば「ひとりの人間として価値のある存在でありたい」という思いにほかなりません。

ですから、「できなくなった」「わからなくなった」という状態だけを見るのではなく、「役に立ちたい」という気持ちを察して、本人の〝人間としての自尊心〟が満たされるようなケアが求められるのです。

そこで心がけたいのが、「できることは、できるだけ本人にやってもらう」ということ。

認知症介護の現場では、「できないだろうから」「大変だろうから」「自分でやるとあぶないから」と、日常生活の何もかもを周囲がやってしまいがちです。ところがその親切心が、本人の自尊心を傷つけていることもあるのです。

ここでも想像してみてください。すべて「やってあげる」「あなたは無理しなくていいのよ」という〝誰かにやってもらうだけ〟の生活を。すべて人任せ、自分が何の役にも立っていない毎日を。

周囲にすれば親切心なのでしょうが、患者さんにしてみれば「自分でできることまで取り上げられている」と感じてしまっても、何ら不思議はありません。元来、活発な人ならばなおさら、悔しさや自分への情けなさを感じてしまうでしょう。

認知症になったからといって、何ひとつできなくなるわけではありません。本人ができることは、まだまだたくさんあるはず。

だから、何でもかんでもやってあげるのではなく、何か役割を与えてあげる。食事のときに茶碗やお箸を並べるのでもいい。朝起きたらカーテンやブラインドを開けるだけでもいい。何でもいいんです。

「これはあなたの役目」「これはあなたに任せます」「あなたがいないと、これをやる人がいない」という意識を持たせる。

「あれもできなくなった、これもできなくなった」とできなくなったことを教えるのではなく、「あれもできるね、これもできるね、あれ、こんなこともできたんだね」という視点で見る。

できることを見つけて、できることをしてもらう。

苦手なことやできないことにはそっと手を差し伸べ、あなたは黒子に徹してください。自分でできることは積極的に本人に任せて、自分でできたという自信や達成感を持たせてあげてください。できることを探してあげるのも、大切なケアのひとつだと私は思っています。

生きがいがあれば、人は笑顔になれる

　また、こんなケースもあります。

　息子さん夫婦と同居している、あるおばあちゃんがいました。息子さん夫婦は共働きで、孫たちはすでに独立しているため、昼間、おばあちゃんはいつも家でひとり。夜に帰ってくる息子夫婦はよく面倒を見てくれて、

「私がやりますから、お母さんは座っていてください」

「母さんはテレビでも見てて」

と、何でもやってくれたそうです。高齢の親を気遣ってのことなのでしょう。でも、おかげでおばあちゃんは何もすることがありませんでした。

やがて、そのおばあちゃんは認知症になってしまいます。息子夫婦は仕事があって在宅介護は難しいため、おばあちゃんは介護施設に入りました。

　施設でおばあちゃんは、自分より病状が重い認知症の人がいることを知り、その人たちの世話をし始めました。

　すると、おばあちゃんの認知症に改善の兆しが見え始めたのです。入所当初は上手

にできなかったぬり絵もきれいに塗りわけるようになり、簡単な計算もできるようになり、目には生気が戻り、体もかくしゃくとしてきて、性格もしっかりしてきました。なぜこんなことが起きたのか。それは、「自分が、自分よりも重篤な認知症の人たちの面倒を見るんだ」という役割を得たからです。「自分がやらなければ」という思いが芽生え、その機会ができたことで、おばあちゃんの脳が再び活性化してきたのでしょう。

役割を与えられるということは、生きがいを与えられるということ。高齢者は「あなた、もういらないよ。やることはないよ」と言われると一気に老け込んでしまいます。それは認知症になってからでも同じなのですね。

認知症を予防する、病状の進行を抑えるためのいちばん効果的なクスリは「生きがい」――わかりやすい例が政治家です。50代、60代でも〝若造〟〝青二才〟と呼ばれてしまう政治の世界。80歳、90歳の声を聞いても元気でかくしゃくとしている現役政治家はたくさんいますよね。

でも彼らの生活は結構ひどいもの。毎晩お酒を飲んで、タバコをスパスパ吸って、しがらみやストレスでがんじがらめ。睡眠時間を削って全国を飛び回り、分刻みに働いています（そうではない人も大勢いるようですが）。

そんな高齢の政治家の頭をCTスキャンで検査してみると、案の定、脳はスカスカ。いつ脳の病気になってもおかしくない〝黄信号〟の人ばかり。なのに、みんな驚くほどに、こちらが引くほど元気でバイタリティにあふれているんですね。

ところが政界を引退した途端、脳出血や脳梗塞を起こしたりする、現役を退いた途端、一気に老け込んでしまうというケースが少なくありません。

それはなぜか。

現役のときには、強い意欲があるからです。いいか悪いかは別問題として置いておきますが、とにかく彼らは「今の日本にはオレがいなきゃダメ。オレが日本を背負っているんだ」という思いが強いんです。世間からは「早く辞めろ」と非難ごうごうだったとしても、少なくとも本人はそう思っています。

さらに権力を手にしたい、名誉を手に入れたいという強い欲がある。

それがとても大きな生きがいになっているんですね。いくつになっても衰えない意欲がある、権力欲や名誉欲などの欲望がある。だから彼らの脳は元気なのです。

そして、だからこそ自分の中のヤル気、意欲、生きがいがなくなると、意欲に燃えていた心にぽっかりと穴が開いて、一気に老化が進んでしまうのです。

自分がやらなければいけないという役割＝生きがいがあるからこそ、先ほどのおばあちゃんには認知症の症状に改善が見え始め、高齢でも現役の政治家はいくつになってもかくしゃくとしていられます。それが本人の生きがいになり、〝人としての〟自尊心やプライドが満たされ、守られ、生きる希望につながっていくのです。

生きがいや居場所が、その人の〝脳を救う〟のですね。

昔と比べず、その人の〝今〟を受け入れて

親が、夫が、妻が、認知症だと診断された。

人生を共に歩んできた大切な家族が認知症になった。

その現実を、最初から「そうですか。わかりました」とすんなり受け入れられる家族はいないでしょう。

家族には、その本人と共に過ごしてきた長く深い歴史があります。本人が元気だった頃のことをいちばんよく知っているのですから、誰よりショックが大きいのも当然でしょう。

そして、だからこそ、最初はどうしてもこんなふうに思ってしまいがちです。

「あんなに元気だったお父さんが、どうして」
「あんなに面倒見がよかったお母さんが、どうして」
「あんなに頼りがいのあった夫が、どうして」
「あんなにしっかり者だった妻が、どうして」

元気で健康だったかつての姿が思い出され、認知症による今の状況をなかなか受け入れることができないのです。

私も認知症と診断された方のご家族から、幾度となくそうした心情をお聞きしているのですが、そのときには、こうお伝えしています。

「元気だった昔も、認知症の症状が現れている今も、お父さんは変わらずあなたのお父さんです。人は誰でも年をとります。誰でも病気になります。でも年をとる前も年をとってからも、病気になる前もなったあとも、その人はずっと〝その人〟なんですよ」と。

今までならできたことを、昔の元気だった自分を思い出して、「今の私は、私じゃない！」と、いちばん歯がゆい思いをしているのは誰でもない、本人なのです。

昔と同じではなくても、人は誰でも、その人としての〝今〟を生きています。

仮に、いま元気な若い人が「将来寝たきりになったら何もしないで早く死なせてほしい」と言ったとします。しかしその人が、何年後か、何十年後かに、本当に寝たきりになったとき、若いときと同じように「寝たきりになったのですぐに死にたい」と思うでしょうか。誰でも1日でも長く生きていたいと思うはずです。人生には、過去に想像したこととは違い、その時その時の喜びがあるのです。その時その場に行ってみないと見えない景色があるんです。

過去と比較して嘆き悲しむのではなく、本人の〝今〟を理解し、愛してあげてください。それが、同じ時間を共有してきた家族だからできる、何より大切な「愛する」というケアになるのです。

認知症の人への接し方①

ユマニチュードという考え方

不安や焦り、恐れや戸惑い、失望といった認知症の人が抱えている心情に寄り添うことができれば、実際の介護の現場で接するときに、気をつけたいこと、心がけたいことも自ずと見えてきます。

「ユマニチュード（humanitude）」という言葉をご存知ですか。

約40年前、フランスでイブ・ジネスト、ロゼット・マレスコッティというふたりのフランス人（ともにスポーツ介護士）によって考案された認知症ケアの手法のこと。「ユマニチュード」とはフランス語で「ヒューマン（human＝人間）」の意味があります。

認知症の患者さんに対して、病人ではなく「ひとりの人間」として接し、人と人とのつながりに重きを置くアプローチは、先に述べたイギリスの「パーソン・センタード・ケア」とも相通じるものがあります。

ユマニチュードの基本は、

1　**笑顔で見る、目を合わせる（LOOK）**
2　**話しかける（TALK）**
3　**触れる（TOUCH）**
4　**立つように促す（STAND）**

という4つの技法を柱にして、認知症の人とコミュニケーションを図るというものです。頭文字をとって「LTTS」と覚えてください。簡単に解説しましょう。

［笑顔で見る］

患者さんの目の高さで、笑顔で目線を合わせ、やさしく見つめる。笑顔は患者さんを安心させるケアの基本です。そして、顔を見るときは横からではなく、必ず正面から近づくようにします。認知症の患者さんは視野が狭くなっているため、横から急に顔を近づけられるとびっくりしてしまいます。遠目の正面から近づいて、徐々に自分を認識させることが大切です。

[話しかける]

できる限り患者さんに声をかける。患者さんが黙っていても「これから手を動かしますよ」「少しだけ足を持ち上げますよ、大丈夫ですか」「髪を洗いましょう。キレイな髪ですね」などとポジティブな言葉で実況放送のように話しかけ続けます。ゆっくり、わかりやすく、一語一語に区切りをつけて、患者さんから答えが返ってくるまで待ちながら話すことが大事です。もちろん笑顔で。会話がかみ合わなくても構いません。常に話しかけてください。言葉を交わすというコミュニケーションをとることが重要なのです。

[触れる]

これは認知症の患者さんとのスキンシップを図るということ。力を入れてつかんだり押さえたりするのではなく、できるだけ手のひらの広いところで、やさしく背中をさすったり、歩くときに手を添えたりします。誰かに触れられていることで、患者さんの安心感は高まります。ただ黙ったままでいきなり触れると、かえって患者さんに不信感を与えかねません。笑顔で声をかけながら、触れることが大事です。

［立つ］

「立つ」ことは人間の尊厳のひとつだというのがユマニチュードの考え方です。そこで患者さんが寝たきりにならないように、自分の力で立つサポートをします。立ってできることは、なるべく座らずに立ったままでやってもらう。当然、筋力の維持や骨粗鬆症《そしょうしょう》の防止といった身体機能にも好影響があります。ベッドに寝たきりの状態より立つほうが視界も広がるため、認知機能の低下を防ぐことにもつながります。

立つことによって食欲が増すこともよく見られます。

ベッドから起こすとき、食事や入浴のとき、リハビリをするとき、運動するとき、どんなときでも常に患者さんの意思を尊重し、相手の目を見つめて、笑顔で話しかけ、やさしく触れながら、自力で立つことを支援する。

ここでも重要なのは患者さんに寄り添う姿勢です。人間としての尊厳を大切にしたケアを行えば、患者さんとケアをする側の間に信頼関係が生まれます。それこそが、認知症の進行抑制や改善への大きな一歩になるのです。

ユマニチュードとは「パーソンセンタード・ケア」の心、愛と慈しみの心を相手に確実に伝えるためのテクニック、つまり「愛と実践のケア学」です。ユマニチュードでお世話をしたあとは、必ず「また会いに来ますよ」と声をかけ、再会の約束をかわしてください。

認知症の人への接し方②
〝なんちゃってユマニチュード〟介護の原則「ＨＳＳ・ＡＫＢ」

ユマニチュードはどちらかというとケアマネージャーなど介護のプロが、重度の認知症患者に対する接し方の心得のような部分もあります。そのためこの技法をすべてそのまま家族介護の場で実践しろというのは無理があるかもしれません。

しかしその根底にある理念や考え方は、家族による介護の現場でも何ら変わらずに通用するはずです。

そこで、私のこれまでの経験や体験から得た認知症介護における「６つの原則」をご紹介しましょう。私はそれを、介護の３原則「ＨＳＳ」、そして「介護の鉄則ＡＫＢ」。ふたつ合わせて「ＨＳＳ・ＡＫＢ」と名付けました。

最初に「ＨＳＳ」から説明します。

H――否定しない

まず「本人の発言を否定しない」こと。

たとえば認知症の人が記憶障害のために、もう大人になった息子さんに向かって
「今日はもう学校の宿題は済んだのかい?」

と聞いたとしましょう。ここで、

「何言ってるの、オレはもう大人だよ」

「違うでしょ、もう小学生じゃないよ」

と頭ごなしに否定してはだめ。本人のなかでは目の前の息子は、成人していようが〝まだ小学生のまま〟なのです。それを「違う」と否定されても、本人は理解できず、「どういうこと?」と不安になったり、困惑したりしてしまうでしょう。そんなときは、

「今日は、宿題は出てないんだよ」
「さっき終わらせたから、もう大丈夫だよ」

などと、こちらも〝小学生の頃に戻ったつもり〟で答えてあげるのがいいでしょう。

思い出せないことや記憶違いのたびに、それを指摘されたり否定されたりすると、自尊心が傷つき、不安や苛立ちを覚え、不快な感情だけが本人の記憶に残ってしまいます。

意味が通じないことやわからないことを言われても否定せず、それを受け入れることで安心感を与えることが大事なのです。

S――叱らない

何度も同じ話を聞かされる、何度も同じことを尋ねられる、注意してもなかなか理解してくれない――家族とはいえ、病気だとわかっているとはいえ、ウンザリしてしまうこともあるでしょう。

でもそこで「何回同じことを聞くの」「さっき言ったでしょ」「どうしてわからないの」などと叱るのは我慢しましょう。

直前のこともすぐに忘れてしまうのですから、本人には同じことを繰り返し話している自覚はありません。なので、叱られても「なぜ叱られたのか」がわからず、戸惑いや反感を抱いてしまいます。話を聞かなかったり、相手にしなかったりするのは当然ながらＮＧ。本人は疎外感を覚えて傷つき、そのことが認知症を進行させてしまう可能性もあります。

何度聞いた話でも、初めてのような顔で聞いてあげてください。初めて聞かれたような顔で答えてあげてください。「うん、うん」「へえ、そうなの」と相づちを打ってあげれば本人も安心します。

叱っても注意しても、本人はそのこと自体を忘れてしまいます。同じことを聞かれても、多少間違ったことを言っても、それを穏やかに受け入れることが大事なのです。ただ感情の記憶は残ります。何か怖い、不愉快だ、と感じてその人の顔を見るたびに不機嫌になったりします。

S——説得しない

認知症になると、ひとつのことに強いこだわりや執着を持ち続けることがあります。たとえばよその家に行って「ここは私の家だ」と言い張る、どこにしまったか忘れたものを誰かに盗まれたと思い込む、昔のことを今起きていると訴えるといった妄想も、そうした強いこだわりのひとつと言えるでしょう。

昔はちゃんとできたんだから、ちゃんと説明すればわかってくれるはずだと思いこむのは間違いです。説得してもわからないから病気なのです。

ひとつ何かが気になると、そこからなかなか抜け出せなくなってしまうのです。そうしたときには本人の趣味や好きなことに話をそらせたり、ほかのことに関心を向けて気を紛らわしたりして、こだわっている本人の気持ちを切り替えるのもひとつの方法です。

大事なのは「そんなことあるはずがない」「何をバカなこと言ってるの」などと無理に否定したり説得したりしないこと。

こうしたこだわりや執着は、周囲から「違うよ」と否定されたり、「そうじゃなくてこういうことなんですよ」と考えを変えるように説得されたりすると、余計に強く、頑なになってしまいます。

では、つづいて「ＡＫＢ」に行きましょう。

Ａ――焦らせない（急がせない）

先ほど「できることはできる限り本人にやってもらう」ということが、本人の自尊心のためにも必要だと申し上げました。そのときに注意したいのが、本人のペースを尊重するということです。

とくにレビー小体型認知症の場合、手が震える、動作が遅くなる、体のバランスがとれなくなるといったパーキンソン病に似た症状が出ます。そのため、普通ならば簡単にできることに時間がかかったり、動作が遅く、スムーズに行えなくなったりします。また何か話したいことがあっても、言葉がスムーズに出てこないことも。

そんなとき周囲が急かしてしまうと、焦って余計にできなくなってしまいます。さらに、本人は「やはり自分はダメなんだ」と落胆してしまうでしょう。食事をするときでも、「早く食べて」などと焦らせるのはＮＧです。

このほか日常の動作のなかでも、段差のないところでつまずいたり、ちょっとしたことで転倒したりしやすくなります。「さあ、行きましょう」とばかり、腕を引っ張ったり背中を押したりすると、それだけでも転倒してしまう恐れがあって危険です。

動作が遅くなるのは仕方がありません。動くときも話すときも、焦らさず、急かさず、常に本人のペースに合わせてください。動作や会話がスムーズにできないことにいちばんイライラしているのは認知症の本人なのですから。

Ｋ――（自尊心を）傷つけない

認知症というのは、いわば５割の正気と５割の病気が混在している状態です。もの忘れが頻繁にあったり、自分の居場所や時間がわからなくなったり、できるはずのことができなくなったりと、さまざまな障害はあるけれど、それは全体の半分。あとの半分はいつもどおり〝その人のまま〟なのです。

たとえば、朝ごはんを食べてもしばらくすると、食べたことを忘れてしまう。忘れてしまうから「まだ食べてない。ごはんをくれ」と言う。「今、食べたでしょ」となだめられても納得できないから「いいや、ごはんをくれ」となる。

こんなケースでも、食べたことを忘れてしまうのは異常だけれど、お腹がすいたからごはんを食べたい、という反応はごく普通のことなんです。

大事な通帳をしまっておいた場所を忘れてしまう。いざ探そうとしても場所がわからない。だから「あそこに置いたはずなのにない」「ということは誰かが盗ったんだ」と言い出す。「あるはずのものがない。だから誰かが持って行った」という発想は、かなり正常なものなのです。たとえ認知症になったとしても、その患者さんには、正常な部分がちゃんと残っているんですね。

それゆえに患者さん自身が、もう半分の「忘れてしまう自分」や、「今までできていたことをできない自分」に恥ずかしさや苛立ち、不安や怖れを感じるのです。

ですから、介護をする側は、その正常な部分にしっかり目を向けてあげることが大切です。病気の部分、壊れてしまった部分と正常な部分を見分けて、正常な部分に対して誠意をもって接する。

「できないから」「わからないから」と決めつけて、やたらに子ども扱いしたり、何でもやってあげてしまったり——そんなちょっとした態度や対応でも患者さんに恥をかかせ、自信をなくさせ、プライドを傷つけてしまいかねません。

認知症の人たちが望んでいるのは、何でもかんでもやってもらうことでも、一から十まですべての世話をしてもらうことでもありません。

できることは自分でやりたいし、できるだけ自立していたい。自分の存在を、どんなかたちでも認めてもらいたい。そう思うのは健康な人でも認知症の人でも、何ら変わりはありません。そして、それが人間の〝尊厳〟なのです。

その尊厳を傷つけられたとき、人は急速に生きる自信を失ってしまうでしょう。だから「K＝傷つけない」。それは、患者さんの精神世界を理解してあげることとも言えます。

B――びっくりさせない

認知症の人は、さまざまなストレスにより敏感になっています。「突然のことに対して驚く」「びっくりする」ことによるストレスもそのひとつ。

認知症ではない人でも、たとえば物陰からふいに人が「ワッ」と出てきたら、びっくりしますよね。そうしたストレスに敏感になっている認知症の人ならなおさらでしょう。

ハッとする、ビクッとする、ドキッとする、ひやひやする、こうした驚きやあせりを感じることで、私たちの脳は想像以上に混乱をきたし、感情が不安定になってしまいます。そしてそれがさらなるストレスになって、病状の進行や悪化につながってしまう恐れもあるのです。

ですから認知症の患者さんに接するときには「びっくりさせない」「驚かせない」という心がけが必要になります。

注意したいのは、普通なら「このくらいでは驚かないだろう」という程度のことでも、認知症の人たちにとっては大きなストレスになる場合があるということ。

たとえば、突然声をかける。

それだけのことでも、患者さんはびっくりしてしまいます。話しかけるとき、いきなり背後から声をかけたり、いきなり目の前に顔を出すのはよくありません。ユマニチュードのところでも説明しましたが、認知症の患者さんは視野が狭くなっているため、横や後方から急に顔を近づけられるとびっくりしてしまうんですね。

ですから、ある程度遠くからにっこりと笑顔で近づき、目を合わせて相手に自分を認識させてから声をかけるようにするといいでしょう。

同じように、急に体に触れたり、腕をつかんだり、急に車椅子を動かしたりするのも禁物。もともと気持ちが不安定になっているところで急にびっくりすると、その勢いで転倒してしまう危険もあります。

すべての基本は「安心してもらう」こと

記憶障害が現れ、今までできたことができなくなってしまった認知症の人に、つい「しっかりしてよ」「それは違うでしょ」「どうしてできないの」と言いたくなるのは当然です。

「がんばって」と励ますつもりで、もとの状態に戻ってほしいという願いがあって、つい口調がきつくなってしまう。指示や注意をやり過ぎてしまう。認知症介護の現場で起こりがちなケースです。

しかし、そうした「つい」は、ひとつ間違えると、認知症の本人に「叱られている」「バカにされている」と受け取られてしまいます。そしてそのストレスがネガティブな感情を引き起こし、妄想や暴力、暴言といった周辺症状の表出につながる恐れもあります。

認知症が進むと理解力や判断力は次第に低下していきますが、「楽しい」とか「嬉しい」、「怖い」とか「悲しい」といったそのときに覚えた快・不快の感情は変わらず、その記憶も長く残っていきます。

つまり怒鳴られたり、怒られたり、否定されたり、無理に説得されたりすると、「何を言われたか」「何と言って怒られたか」は覚えていなくても、「この人は怖い」「あの人は私を嫌なヤツだと思っている」といった感情は覚えているのです。

反対に、やさしく親切に接してくれる人のことは「良い人」「私のことを守ってくれるやさしい人」と感じて、その感情を忘れることはありません。たとえ、その「やさしい人」が自分の娘であることを忘れてしまったとしても。

さらに記憶力や認知能力は低下しても、本人の自尊心は変わりません。人としての尊厳は決して失われません。介護をする家族には、そうしたことを理解したうえで、本人とのコミュニケーションをとることが大事になってきます。

「正しいこと」や「失敗しないこと」「間違わないこと」を目指すのではなく、本人の気持ちに寄り添い、お互いが穏やかに、安心感のもとで円満に過ごすことに目を向ける。

「ユマニチュードのＬＴＴＳ」と「ＨＳＳ・ＡＫＢ」は、そのための基本原則なのです。

成年後見制度で、患者さんの財産も守る

認知症になって記憶障害が出たり判断能力が低下したりしてしまったとき困るのが、患者さん本人の「財産の管理」や「契約関係の手続き」の問題です。

意外に知られていないのですが、財産管理や契約の締結は、本来ならば本人だけができること。身内だからといって勝手に預金通帳からお金を引き出したり、介護サービスなどと契約したりすることは認められていません。

そういうところに目をつける悪い連中はどの時代にもいるもので、正常な判断ができないのをいいことに、認知症の人が高額商品を買わされたり、必要のないサービスを契約させられたりと悪徳商法の被害に遭うケースが少なくありません。

そのほか、

- **預貯金の管理**
- **土地や建物など不動産の管理**

・亡くなったときの遺産分割の取り決め

といったことを行うのも難しくなります。

そこで活用を考えたいのが、認知症をはじめとする疾患によって判断能力が低下した人たちが、不利益を被らないように保護し、サポートする「成年後見制度」です。これは審判によって選出された後見人が、患者さん本人の利益を最優先に考えて財産の管理やさまざまな契約の締結などを行う制度のことです。

成年後見制度は「任意後見制度」と「法定後見制度」のふたつに分けられます。両者の違いは、どのタイミングで保護、サポートするかにあります。

［任意後見制度］

判断能力が〝低下する前に〟あらかじめ備えておく制度

患者さん本人が、十分な判断力があるうちに、この先、自分の判断能力が低下したときに備えて希望するサポート内容と代理で実行する後見人を決め、公証人の作成する公正証書の形で取り決めておくもの。本人の判断能力が低下した場合、家庭裁判所での手続きを経てから開始されます。

この制度では本人が締結した契約などを、あとから後見人が取り消すことはできません。

［法定後見制度］
判断能力が〝低下した後に〟対応する制度

すでに患者さんの判断能力が低下してしまった場合に、家庭裁判所によって選任された代理人が、本人に代わって財産管理や契約の締結などを行うもの。本人の判断能力が落ちているため、後見人選びは任意後見制度よりも厳しい手続きが必要になります。

この制度では、本人が交わした不利益な契約などを後見人が取り消すことができます。

法廷後見制度は、主治医の診断書などを参考にして分類した判断能力の度合によって、後見、保佐、補助の3つのタイプに分けられ、どのタイプに該当するかは家庭裁判所が判断します。選任される代理人はそれぞれ後見人、保佐人、補助人と呼ばれます。

①後見

ほとんど判断できない人が対象。後見人は財産に関するすべての法律行為を代わりに行い、取り消しをすることもできます。

②保佐

判断能力がかなり不十分という人が対象。民法で定められた法定の法律行為を代わりに行います。保佐人の同意を得ずに本人が結んだ契約などは必要に応じて取り消すこともできます。保佐人は家庭裁判所に代理を希望する行為を申し立て、認められた内容についても行うことができます。

③補助

判断能力が不十分という人が対象。補助人は、患者さん本人が決めた特定の法律行為を代わりに行います。

なお、成年後見人制度に関しては、近年、預金の使い込みなどの犯罪が多発して社会問題になっています。ほとんどが親族による使い込みですが、弁護士や司法書士などによる事件もあります。お金の管理については厳重に注意してください。今後はこうした犯罪を予防の制度の確立も必要です。

より詳しいことについては、市区町村の地域包括支援センターや社会福祉協議会などに相談するといいでしょう。

各自治体ではそれぞれ介護保険に関するくわしい説明、公的手続きの手順、各種の連絡先などをまとめたパンフレットをつくっていますから、ぜひ取り寄せて参考にしてください。

また、認知症専門の病院やクリニックの待合室には、実に多くの種類の認知症に関するわかりやすい説明書や、ＤＶＤなどが置いてあります。製薬会社や医療品メーカーが作成したものですべて無料です。とても参考になるものが多いので、どんどんもらってきましょう。

患者さんを笑顔にする5つの〝魔法のコトバ〟

患者さんとの接し方について書いてきましたが、笑顔にする介護や接し方の本質は日常のシンプルな言葉で表現できると、私は思っています。

患者さんを笑顔にする〝5つの魔法のコトバ〟、これらを意識するだけでも、明日からの介護が、患者さんの様子が変わってきますよ。

1 「大丈夫、だぁいじょうぶ」

認知症になったら本人は何もわからなくなる、というのは間違いです。

記憶障害が進行して覚えているはずのことを思い出せない。今まで普通にできていたことができない、わからない。認知症の患者さんはそんな自分のことを、誰よりも不安に思い、怖さや悲しさを感じています。

そうした気持ちを和らげる最強の言葉が「大丈夫」です。

ついさっきのことを忘れてしまっても「大丈夫ですよ」。

同じ質問を何度も繰り返してしまっても「大丈夫ですよ」。

トイレを失敗しても、「気にしなくても大丈夫ですよ」。

やさしく、そう声をかけて安心させてあげてください。「自分はダメになったわけじゃない。大丈夫なんだ」という思いが、認知症の患者さんを不安から救う大きな力になるのです。

2 「いっしょに、～しましょう」

たとえば患者さんが、お金や貴重品を誰かに盗まれたと思い込んでしまったとき、「私が盗むわけがないでしょう」「人を疑うのはやめて」ではなく、「それは困ったわね。いっしょに探しましょう」。

たとえば誰かが自分を狙っているという幻覚を見たとき、「何言ってるの、何もないでしょ」と説得するのではなく、「それは心配ね。でも私がいっしょにいますよ」。

同じ経験を分かち合うことで、患者さんの孤独感や孤立感は抑えられていきます。

人は誰だって、ひとりより、「誰かといっしょ」のほうが心強いのですから。

3　「そうですね」

自分が相手に受け入れられているという実感を持てると、人は自分の存在を認められた気持ちになるもの。

間違った話でも、何度も聞いた話でも、「それは違いますよ」「さっきも聞きましたよ」と訂正や否定をするのでなく「そうですね」「そうなんですか」と受け止めてあげましょう。そうした姿勢から患者さんのなかに「この人は自分の味方」「私を受け入れてくれる人」という思いが生まれて、きっと心を開いてくれるようになりますよ。

4　「お願いしますね」「ありがとう」

繰り返しになりますが、自分が何かの役に立っているというよろこびは患者さんが自身の自尊心や人としての尊厳を保つための大きな力になります。だから、できることはどんどん本人に任せ、できることだけでも手伝ってもらいましょう。

「じゃあ、これをお願いします」、できたあとの「ありがとう」の言葉が患者さんの役割意識を刺激し、それが生き生きした暮らしの支えになるのです。

5 「ゆっくり、ゆっくり」

今までできたことができなくなるショックやもどかしさを抱えた認知症の患者さんを急かしたり、急がせたりするのは禁物。もどかしさに焦りが加わって、できることさえできなくなってしまいます。いいんです、本人のペースでやってもらえば。本人のやれるペースで、やれる範囲の役割を担ってもらうことが大事。ゆっくり歩けばいい、ゆっくり食べればいい、ゆっくり思い出せばいい。なんでもゆっくりでいいよ。慌てなくていいよと、伝えてあげましょう。

患者さんを笑顔にする介護は、あなたを幸せにする

本章の最後に、テーマである「認知症の患者さんを笑顔にする介護」について、もう一度まとめておこうと思います。

脳の神経細胞が壊れることで記憶障害や見当識障害などの中核症状が起こり、そこに周囲からのストレスなどが加わって暴れたり徘徊したりといった周辺症状（BPSD）が起きる。これが認知症の症状だということは先に説明したとおりです。

そうであればものは考えようで、取り巻く環境にストレスを感じさせるものがなければ、その患者さんは心安らかに過ごすことができるとも言えるんですね。

もの忘れが多くなって、いろいろなことがわからなくなっているけれど、不安や恐怖を感じることがなければ、ニコニコしながら日向ぼっこをしているような穏やかなおばあちゃんに、やさしい好々爺になれる。

これは〝不幸なこと〟なのでしょうか？

太宰治が書いた『お伽草紙』という作品があります。「こぶ取りじいさん」「カチカチ山」「舌切雀」などの日本昔話を太宰が独自の視点でアレンジ、解説をしているのですが、そのなかの1編に『浦島さん』というお話があります。もちろんベースはあの浦島太郎です。

浦島太郎の物語には「陸に帰った浦島太郎が乙姫さまからもらった玉手箱を開けると、一瞬にして白髪のおじいさんになってしまう」という、誰もが知っている有名なラストシーンがありますよね。

太宰は『浦島さん』のなかで、この玉手箱が持つ意味を「玉手箱は、乙姫さまから浦島太郎への〝忘却〟という贈り物だった」というニュアンスで解釈しています。助けたカメに連れられて竜宮城に行った浦島太郎が地上に戻ったら、そこではもう何百年という長い年月が流れ去っていました。当然、家族も友だちも知り合いも、みなこの世の人ではなくなっています。

知っている人が誰一人いない世界で、どうやって生きていけばいいのか、浦島太郎はとまどいます。

そこで玉手箱です。乙姫さまからもらった玉手箱を開けたら、中から煙が出てきて浦島太郎は一気に老人になります（『お伽草紙』では３００歳の老人になってしまいます）。

さて、このラストシーンですが、３００歳のおじいさんになってしまった浦島太郎は果たして〝不幸〟なのでしょうか？　〝かわいそう〟なのでしょうか？

太宰治はこう書いています。

「気の毒だ、馬鹿だ、などといふのは、私たち俗人の勝手な盲断に過ぎない。三百歳になつたのは、浦島にとつて、決して不幸ではなかつたのだ。」

太宰は、白髪のおじいさんになることを、認知症になったと解釈したのではないかと思うのです。人間、300歳にもなれば、記憶障害や認知障害が起きて認知症のような状態になってもおかしくありません。

記憶がなくなること、忘れることによって、浦島太郎は過去の後悔や現状の苦難、将来の不安などから逃れることができた。年月を重ね、忘却することで、人はさまざまな不安や憂いから解き放たれ、心安らかに、平穏に生きることができる。それが乙姫さまの贈り物だったのだ、と。

高齢者が認知症になってしまったとしても、そこにストレスがかからなければ、心は安定し、穏やかなままで周辺症状は出てきません。

さっき食べたごはんのことを忘れてしまっても、何回も同じことを繰り返し言うようになっても、自分の家がわからなくなっても、それを不安や恐怖に感じず、今日という日を、その瞬間瞬間を、ありのままで生きて、穏やかに旅立っていく。そうなれるのなら、これって本人にとっては不幸どころか幸せなことなのかもしれません。

太宰の『浦島さん』は、

「浦島は、それから十年、幸福な老人として生きたといふ。」

という一文で締めくくられています。浦島太郎は乙姫さまが持たせてくれた玉手箱のおかげで、そうした境地に至ることができたのではないか。それが太宰治の解釈であり、私もそれを大いに支持したいと思っています。

本書でも紹介したパーソン・センタード・ケアも「HSS・AKB」も、なんちゃってユマニチュードも、すべては患者さんを笑顔に、心穏やかにしてあげるための接し方です。

できる限りストレスを感じさせず、不安や恐怖を覚えさせずに接することができれば、認知症の人を〝幸せな浦島太郎〟にしてあげることができるんです。

暴言を吐く、暴力をふるう、家族を泥棒扱いする、徘徊して行方不明になる――世の中には認知症の負の側面ばかりが伝えられ、その影響で、認知症になった患者さんはそれこそ〝不幸のどん底〟にいるというイメージが根強いように感じます。

でも、認知症の患者さんが幸せか不幸せかは、患者さん本人ではなく介護をする人たちや周囲の環境次第なのですね。

忘れても、できなくても、わからなくてもいいんです。患者さん本人が笑顔で、元気で、自尊心が守られ、楽しみと安らぎと張り合いを実感できる暮らしがあれば、その人は幸せなんです。

そして、その幸せから生まれる患者さんの笑顔は、きっと介護をするあなたを幸せにしてくれるはずです。

患者さんを笑顔にする介護、それは〝あなた自身が幸せになる介護〟なのですよ。

4章

自分を大事にすれば やさしくなれる

他人にまかせることは「恥」でも「逃げ」でもない

介護7割、自分3割
――自分の暮らしを介護一色に染めない

認知症の人を家族で介護するのは決して簡単なことではありません。介護する側にも自分自身の生活があり、仕事があり、事情があります。そこにきて多くの時間を取られ、心の余裕もなく、体もキツイ。こうした介護は生活が大きなストレスになるのは当然です。

認知症は患者さん本人だけでなく、介護することになる家族にとっても非常に大きな問題です。とくに認知症介護では、患者さん本人だけでなく、介護する人の心と体のケアが不可欠になっているのです。「HSS・AKBなんてかんたんに言われても、毎日毎日なんてとてもできっこない！　先生は認知症の患者といっしょに暮らしていないからわからないんです！」とよくご家族の方に言われます。

それはじゅうじゅう承知しています。けれど、これしか方法がないのです。

私はこうしたご家族に

「気持ちはよーくわかるけれどね、耐えがたきを耐え、忍びがたきを忍び、最後は愛と慈しみの情に免じて、あなたが折れてあげなさい」

と話すこともあります。けれどこれだけでは、とても、介護に疲れ切った家族は納得できないでしょう。

そこで介護者が〝自分にやさしい介護〟をするためにおすすめしたいのが「プチ手抜き」です。と、言っても本当に必要な部分で手抜きをするのではありません、肩の力を抜いて、上手に息抜きをして、〝要領よく〟適度に手を抜く。だから〝プチ〟なのです。

このプチ手抜きには3つのコツがあります。それをアルファベットの頭文字に置き換えて（これは私のクセなのですが）、「プチ手抜きのM・S・T」と名付けました。

Mは「任せる」
Sは「責めない」
Tは「つながる」

「介護7割、自分3割。自分の暮らしを介護一色にしない」

です。

介護をするうえで何よりも大事なのは「介護者の笑顔」だと、私は思っています。介護する人が笑顔なら、介護される人も笑顔になれる。自分がニコニコしながら介護できたら、相手もニコニコしてきます。

逆に、介護する人が眉間にしわを寄せたり、目を吊り上げたりと険しい顔で接すれば、相手も警戒し、怯え、笑顔が失われてしまいます。

認知症の人は、ある意味で〝介護する人の心を映す鏡〟です。本人が怒ったり暴れたりして言うことを聞いてくれないのは、介護する人の表情に表れているイライラやストレスといった不安定な感情に反応しているからかもしれません。

私のクリニックに来る認知症患者さんのご家族からも「母（患者さん）が言うことを聞いてくれない」といった悩みを聞くことがよくあります。

そうした方の顔を見ると、患者さんを前にしなくても普段から表情が険しくなってしまっているケースが少なくありません。なかには患者さんに接するとき、それこそ〝般若のお面〟のような顔つきになっている人もいます。

「どうして言うことを聞いてくれないの」「私だって仕事があるのに」「自分のことなんて何もできやしない」「頑張っているのに、なんで通じないの」――そんな気持ちが自然と顔に出てしまうのですね。

人間ですから、誰でもストレスを感じたり、イライラしたりすることはあります。それを顔に出すなと言うほうが無理でしょう。認知症で介護が必要な人に張り付きっぱなしでは体も心も疲れてしまうのも当然です。

でも体が思い通りにならない自分に、般若のような、鬼のような形相の人が向かってきたら「怖い」と思うのもまた、誰でも同じなんですね。

認知症介護の基本は、本人を安心させること。だからこそ、介護する人の笑顔が大事なのです。

自分のなかにイライラが募ってきたら、ネガティブなことばかり考えるようになってきたら、ちょっと鏡を見てみましょう。

鏡の中にいる自分がしかめっ面をした不機嫌そうな顔をしていたら、黄信号です。そうなったら、いや、そうなる前に、思い切って気分転換をする、発散する、心のエネルギーを充塡する。そうすることで介護者の心に余裕が生まれ、表情も穏やかになれば、それは患者さんにも伝わります。

私がおすすめする「プチ手抜きのＭＳＴ」は、介護する人が自分自身を守り、自分自身が笑顔になるための介護のコツです。そしてそれは結果として、介護を受ける認知症の患者さん本人を笑顔にする方法でもあるのです。まず「Ｍ」からお話ししましょう。

Ｍ――任せる

任せるのは〝恥〟でも〝逃げ〟でもない

自分の親なのだから、家族なのだから、責任を持って面倒を見なきゃ――そのやさしい思いは、かけがえのない素晴らしいものです。

しかし責任感が強い人、家族への愛情にあふれている人ほど、その思いが大きすぎて「何もかもひとりで抱え込んでしまう」傾向があるのもまた事実。

認知症の介護は１カ月やそこらで終わるものではなく、長期戦が必至です。仕事だって休みなしで毎日働き詰めでは体も心も壊れてしまうように、介護にも息抜きや休みが必要不可欠。

自分の生活が介護で覆いつくされて〝がんじがらめ〟になってしまい、介護する人自身が疲れ果ててしまっては本末転倒、元も子もありません。そうした状況は「介護うつ」などにつながることもあり、そうなれば介護する側される側の両方が共倒れ、いっしょに参ってしまいかねません。

介護する人自身の心身の健康のためにも、ひとりで抱え込まず「誰かに任せる」という選択肢を持つことがとても大切になります。

「親の面倒を他人にさせるなんて」と介護を外部のサポートに頼ることに抵抗がある人もいるかもしれません。でもそれは間違いです。ケアを任せること、外部の人に頼むことは恥ずかしいことでも、情けないことでもありません。ましてや〝逃げ〟や〝親不孝〟などでは決してありません。

むしろ私は、声を大にして言いたい。親が、家族が認知症になったからといって、自分の生活を介護一色に染めてはいけないと。10のうち、「7」が介護になってしまっても、自分のために使う「3」を必ず残しておきなさいと。

長丁場ゆえに〝頑張りすぎ〟は禁物です。「肉体的にキツイ」「負担が大きくてストレスを感じている」と思ったら、遠慮せずに介護保険や公的サービス、ボランティアなどを有効活用しましょう。

上手にストレスを発散できれば、あなたに笑顔が戻ってきます。あなたが笑顔で接すれば、患者さんだって笑顔になるでしょう。

介護をするあなたが自分の生活を、自分の時間を、自分の楽しみを大事にすることは、結果として患者さん本人のためにもなるのです。

介護保険サービスを有効に活用しよう

ではここで〝任せる先〟のひとつになる介護サービスについて、簡単に紹介しておきましょう。

公的な介護サービスのなかで、いちばんの基本となるのが「介護保険サービス」です。これは介護保険法に基づき、認知症の場合は保険料を納めている40歳以上の人が受けられる、市区町村が運営する介護サービスのこと。サービスを受けるまでの一般的な手順は以下のとおりです。

①市区町村の担当窓口で「介護保険サービスの利用」を申請する。

↓

②かかりつけ医による意見書の作成と、認定調査員による聞き取り調査が行われる。

↓

③書類をもとにして審査判定が行われる。

↓

④「要支援1～2」や「要介護1～5」と認定されると、さまざまなサービスを受けることができる。

「要支援」「要介護」には状態の重度でそれぞれ段階があり、それによって受けられるサービスが違ってきます。

←

⑤要支援、要介護の認定を受ける。

同時に居宅介護支援事業所を紹介され（もしくは自分で選び）、そこでケアマネージャーが紹介される。

←

⑥ケアマネージャーと相談して、利用できるサービスに関するケアプランを作成する。

←

⑦プランに基づいて、サービス提供事業者や介護施設などと契約を結んでサービスを利用する。

［要支援］

・要支援1

日常生活の能力は基本的にはあるが、入浴などに一部介助が必要。要介護状態とは認められないが、何らかの社会的支援を要し、介護予防が必要と思われる状態。

・要支援2

生活の一部について、部分的介護を要し、介護予防が必要と思われる状態。立ち上がりや歩行が不安定。

［要介護］

・要介護1

生活の一部について、部分的介護を要し、介護予防が必要と思われる状態。立ち上がりや歩行が不安定。

・要介護2

軽度の介護を要する状態。起き上がりが自力では困難。排せつ、入浴などで一部または全体の介助が必要。

・要介護3

中度の介護を要する状態。起き上がり、寝返りが自力ではできない。排せつ、入浴、衣服の着脱などで全体の介助が必要。

・要介護4

重度の介護を要する状態。排せつ、入浴、衣服の着脱など多くの行為で全面的介助が必要。

・要介護5

最重度の介護を要する状態。生活全般について全面的な介助が必要。

なお徘徊や暴力、介護に抵抗するなど、非常に手間がかかる人は介護度が重く、その後寝たきりになって徘徊や暴力がなくなり、あまり手間がかからなくなると、かえって介護度が軽くなることもあります。

介護保険サービスで受けられるサポート

認知症の人と、介護する家族によく利用されているサービスをいくつか挙げておきましょう。なかには「要支援」では利用できないサービスもあります。

［自宅で受けるサービス］

・**訪問介護**

ホームヘルパーが家庭を訪問し、食事や排せつ、入浴などの身体介護や、料理、洗濯、掃除などの生活援助を行います。※要支援の場合、本人が自力で行うことが困難な行為について介護や援助をします。

・**夜間対応型訪問介護**

訪問介護のサービスを夜間にも行います。※要支援の人は利用できません。

・**訪問看護**

医師と連携し、看護師が家庭を訪問して病状チェックや診療補助を行います。

・**訪問リハビリテーション**

理学療法士や作業療法士、言語聴覚士などが家庭を訪問して心身機能や行動意欲の維持・回復を図ります。

［施設に出かけて受けるサービス］

・**デイサービス（通所介護）**

日帰りで介護施設に出かけて、食事や入浴などの日常生活上の支援やレクリエーションなどを通じた機能訓練を行います。認知症に配慮した認知症対応型のデイサービスもあります。

・**デイケア（通所リハビリテーション）**

日帰りで医療機関や介護老人保健施設などに出かけ、そこで日常生活支援や心身機能、生活機能の維持回復を図ります。

・**ショートステイ（短期入所生活介護）**

特別養護老人ホームや介護老人福祉施設などに短期間入所して、食事や入浴、生活機能の維持回復のための機能訓練を受けます。

・**介護老人福祉施設（特別養護老人ホーム）**

常に介護が必要で、在宅での介護や生活が困難な方が入所する施設。食事や排せつ、入浴などの介護、身のまわりの世話を受けます。

・**介護老人保健施設**

病状が安定して医療機関を退院した方が、家庭での生活に復帰できるようにリハビリを中心とした医療ケアを受けます。

・**介護療養型医療施設**

長期間の日常的医療ケアやリハビリ、比較的重度な介護が必要な方が身のまわりの世話を受けます。

・介護付き有料老人ホーム（入居金あり）

介護付きのアパート、マンションでやや高額のものが多い。入居一時金に加え、月額利用料が必要となります。

・サービス付き高齢者向け住宅

入居金はないが敷金・礼金は必要。月額利用料を支払いサービスを受けるものです。介護事業者が併設されていることも多い。要介護度が低くても利用しやすい。

こうしたサービスの種類や内容については市区町村の担当窓口や地域包括支援センターなどで教えてもらえます。

介護サービスが患者にもたらす「社会との接点」

施設に出かけるときは迎えに来てくれて、帰るときは送り届けてくれる。日中は、施設で食事や入浴の世話をしてくれる。その間、介護者は介護から離れて休息を取り、自分の時間を持つことができる。

ここで挙げたなかでも、とくに施設に出かけて受けるデイサービス、デイケア、ショートステイは、家で認知症の人を介護している人にとって有効に活用してほしいサービスです。

介護保険のわく外でも、たとえば「レスパイトケア」(息抜き介護)といって、介護者の休養のため、自費で臨時の介護を頼むこともできます。これを利用して自分を取り戻し、自分だけの時間を楽しんではどうでしょうか。

最初のうちは、本人が行きたがらない、家を出たがらないこともあるでしょう。でも、施設でケアしてくれる人たちは介護のプロフェッショナル。みなさん、患者さんとの接し方や対応を心得ています。ですから、最初は嫌がっていても、一旦デイサービスやデイケアの施設に行くと、本人がすごく楽しめることが多いんです。

ただ、次回も喜んで出かけてくれるかというと、そうでないこともあります。前回の〝楽しかったこと〟を忘れてしまい、また「絶対行かない」となる。でももう一度連れて行くと、またすごく楽しそうで元気になって帰ってくる。

そうしているうちに、本人もだんだんと慣れていくんですね。すると施設に出かけることを嫌がらなくなってきます。そうなればしめたものです。そのうちにショートステイなども利用できるようになれば、介護者はより自分の時間を持つことができるでしょう。

また、デイサービスやデイケア、ショートステイなど、患者さんを施設に預ける介護サービスは、介護する人の負担を減らすだけでなく、患者さん本人にとっても大きなメリットがあります。

介護サービスの施設に出かけると、多くの患者さんが元気になるのはなぜだと思いますか？　ヘルパーさんの対応が上手なのもそうですが、それ以上に大きな理由は〝家族以外の人たちと接する〟からです。

ずっと家にいて、家族以外の人と顔を合わせない生活は、患者さんの意欲を低下させ、孤独感や精神的な不安定感を生む恐れがあります。そして何よりも、脳の活性化に欠かせない他人とのコミュニケーションや知的活動の機会を持てなくなってしまいます。

デイサービスやデイケア、ショートステイのような介護サービスは、患者さんが家から外へ出て、家族以外の人と触れ合うチャンス。患者さんにとって社会に参加するための絶好の機会になるのです。ただ、相性の悪い場所などへ、むりやりに行かせるのは禁物です。何度か様子を見て、合わない施設は変更したほうがいいでしょう。こうしたことも遠慮せずケアマネージャーとよく相談するようにしてください。

家族ではない人とのコミュニケーションでは、相手の反応を観察したり、言葉を選んだりするなど、家族との会話以上に脳を使います。運動やレクリエーションにしても、ひとりでやるよりみんなといっしょのほうがより楽しくできるでしょう。「みんながやっているから自分もやってみよう」という意欲も湧いてきます。

「みんなといっしょ」ということが、いい意味でほどよい刺激になるのですね。家と施設とで暮らしのメリハリもつき、適度な緊張や刺激も得られる。こうした環境に身を置くことは、認知症の進行を遅らせる大きな要因にもなります。

施設に行くのが1日のデイサービスやデイケア、数日間のショートステイとは異なり、長期間にわたって認知症の患者さんが入所するスタイルとなるのが特別養護老人ホームや介護老人保健施設、介護療養型医療施設などのサービスです。

ただ「老人ホーム」という言葉、「施設に入れる」という行為への抵抗感はいまだに根強く、

・デイサービスやショートステイはまだしも、老人ホームなんてかわいそう。
・老人ホームに入れるのは介護を放棄するようなもの。

・施設に入れるのは、親を捨てるような気がして。
・子どもがいるのに親を施設に入れるとは何事だと言われそう。

そうした声が少なくないのも事実なのです。

繰り返しになりますが、家族による在宅介護は想像以上に大変なもの。介護する側の精神的、肉体的、経済的な負担の大きさなど、家族だけによる介護には限界があるのが現実です。

患者さん当人のことを考えても、老人ホームのような介護施設に入所して、同じ世代年代の仲間が集まるコミュニティに身を置くほうが、認知症の進行を遅らせるのに効果的という見方もできます。

また、そうしたなかで近年、注目されているのが「グループホーム」です。

正式には「認知症対応型共同生活介護」と呼ばれ、介護が必要な認知症の患者さんが集まって、ケアスタッフによる食事や入浴、排せつなどの介助を受けながら、施設内でルームメイトのように共同生活をするというもの。

認知症という同じ病気を持つ高齢者が、お互いに役割を持って、みんなサポートし合って生活することで、認知症の症状の進行を遅らせることが期待できます。

介護する側は、自分の時間を確保できて、自分の心と体を休めることができる。そして介護される側は、社会との接点という貴重な機会を得ることができます。

後ろめたさや自己嫌悪や、自責の念に苦しむよりも、お互いにとってプラスになる部分に目を向けるほうがいいと考えましょう。

今、認知症の介護やケアは「家族がそれぞれでがんばる時代」から「社会やコミュニティとともに行う時代」へと変わってきているのです。

徘徊・高齢者へのSOSネットワークに登録を

徘徊する人や、徘徊する可能性のある人が家族にいる場合は、積極的に市町村窓口に相談してSOS登録をしてください。

これは自治体が主体になって警察や消防、バス、タクシーなどの交通機関や店舗などと連携したシステムのことです。

名前、住所、年齢などと、体や顔、髪型の特徴などをあらかじめ報告しておき、行方不明になったときはすぐにSOSに連絡を入れます。いっせいに各関連機関に連絡が入り、探してくれます。ケータイで本人の写真を撮っておくといいでしょう。

そのほか各自治体が主宰する認知症コールセンターなども、電話での相談窓口としておすすめです。詳しくは市町村窓口に問い合わせてください。

任せている間は自分の時間を思いきり楽しむ

〝任せる〟とは、自分の時間をつくるということ。自分の時間をつくるとは〝自分の心身の健康と生活を守る〟ということです。ですから介護サービスに任せている時間は、思いっきり自分のために使ってください。

デイサービスで1日休みを取って、カラオケで思い切り歌い踊りまくるもよし。介護と一緒にダイエットも忘れてケーキバイキングでスイーツ三昧もよし。月に1回、夫婦でおしゃれなディナーもよし。ショッピングに行って頑張っている自分にご褒美を買うもよし。ずっと見たかった映画をハシゴして見るもよし。友人と食事&お酒&エンドレスおしゃべりもよし。

介護から解放されて気分転換し、羽を伸ばしてリフレッシュする。介護に追われて遠ざかっていた趣味や楽しみの時間にあてていいのです。

旅行だってあきらめなくてOK。デイサービスは1日ですが、数日間という単位で患者さんを施設に入所させることができるショートステイのサービスを利用すれば、泊りの旅行に行くことだってできます（要介護度によって利用できる日数が変わるのでケアマネージャーに確認を）。

いい気分転換になるのはもちろん、自分の生活や人生をじっくり見つめ直す機会にもなる旅は、介護のリフレッシュに実はすごくおすすめです。

患者さんを預けて、行ってみたいと思っていた場所へ、知らない街へ、思い出の土地へ、ときには思い切って2泊、3泊くらいの旅に出る。

気兼ねのないブラリひとり旅、気の置けない友だち同士の旅、なかなか機会のない夫婦ふたり旅、子どもと出かける親子旅もいいでしょう。

おいしいものを食べて、地元のお酒に酔って、美しい景色に魅了されて、初めての体験を楽しんでください。介護に追われてどうしても行動範囲が狭くなりがちの日々だからこそ、「そうだ○○へ行こう」を実現させましょう。

そして一番大事なのは、任せている時間に

「人任せにして介護をサボっている」

「親を放っておいて遊んでいる」

などと後ろめたさを感じないということ。そんな必要はまったくありません。楽しむときは、介護を忘れて思い切り楽しむ。そうでなければ任せる意味がありません。自分らしくストレスを発散して心のギアをカチッと切り替えるから、休み明けからまた頑張れる。自分の気分転換は患者さんのため、と思えばいいんですよ。

S ――（自分を）責めない

人間だもの、腹が立つのもイライラするのも当然

どうしてこんな簡単なことができないのか。
どうして何度言い聞かせてもわかってくれないのか。
どうしていつも勝手に動き回るのか。
どうしてそんなにひどい暴言を吐いたり罵倒したりするのか。
こんなに一生懸命に介護しているのに。

嫌がるのをなだめすかしてお風呂に入れて、暴れるのを抑えてやっと着替えさせて、くたくたになりながらようやく食事の用意をしたのに、「こんなもの食べたくない！」とテーブルにぶちまけられた。

「何するの！　誰のために苦労してると思っているのよ！」

その瞬間、思わずカッとなって、親を罵ってしまった。

次の瞬間には深い自己嫌悪に陥って、今も自分を責めて続けている。

ご家族の方から、こんな訴えを聞くことがあります。「病気なのだから」と頭ではわかっていても、ついカッとなってしまう、怒鳴ってしまう、罵ってしまう。そして怒ってしまったあとは、すぐに後悔して自責の念にとらわれる。

認知症の介護をしていると、程度の差こそあれ、こうしたことは多くの人が経験しているのではないでしょうか。

でもそんなとき「病人に暴言を吐くなんて、自分はひどい人間だ」「自分の親になんていうことをしてしまったのか」などと自分を責めてはダメ。大丈夫、誰だって同じなのですから。「責めない」のSをけっして忘れないでください。

私はなんて冷たい人間なんだ、と、自分を責め、後ろめたさを感じ始めると、人はどんどん精神的に追い込まれてしまいます。それが高じて自分の中に溜め込むものが多くなって、自分の情動（一時的で急激な感情の起伏）をコントロールできなくなる。それはときに「虐待」という、愛情とは逆の形になって現れてしまうこともあります。自分を責めすぎるがゆえに、いちばんの悲劇が生まれる可能性もあるのです。

認知症の人を毎日介護するというのは、とても大変なことです。「病気なのだからやさしく接しなきゃ」「親だから愛情を持って介護できる」と思ってはいても、すべてが思う通りにはいかないもの。

心にも体にも疲れやストレスが溜まってくれば、誰だって人にやさしくする余裕がなくなってくるのは当たり前です。

「にんげんだもの」――書家で詩人の相田みつをさんはそう言っています。そう、介護するあなたも、介護される家族も、みな感情を持った人間なのですから、その起伏が表に出てきて当たり前です。カッとなって怒ってしまったからといって、自分を責める必要はありません。

心配無用。言い方はよくありませんが、相手は「もの忘れ」という病気ですから、怒られたことを次の日には忘れてしまいます。そのくらいの割り切りがあっていいんです。

大事なのは「怒ってしまった自分を責めること」ではなく、「感情の爆発を繰り返さずにすむような対策を考えること」です。

やさしくなれないのは、「自分の心と体が疲れている」「ストレスで自分自身が悲鳴を上げている」、そんなサインだと思ってください。それに気づいたら、自分を守るために、自分を休ませるためにすべきことを考える。

前項の「任せる」でも申し上げたように誰かの手を借りる、介護サービスを利用するなどして、自分を介護から解放し、休養を取り、趣味を楽しみ、ストレスを発散させてください。

認知症介護では、患者さんの自分らしさを尊重することが大事だと言われます。でも忘れてはいけません。それと同じくらいに尊重されるべきは、〝介護をしているあなた自身の自分らしさ〟なのですよ。

人間だもの、すべて完璧なんて目指さなくていい

生活にメリハリが大切だからと、毎日の介護スケジュールを〝きっちり〟立て、ケアプランを〝きっちり〟守り、認知症にいいとされる食材を〝きっちり〟と取り入れた料理をつくり、毎食〝きっちり〟と決まった分量の食事をとらせ、効果がある介護器具があると聞けば積極的に取り入れ、工夫をこらして〝きっちり〟介護を行おうと努力する——。こんな姿勢で介護に臨む人がいます。確かに、その前向きな姿勢は素晴らしいものです。

ただ大きな問題がひとつ。随所に出てくる〝きっちり〟です。

綿密に計画を立てて、それをしっかり遂行しなければ気が済まない。手抜きが嫌いで、やると決めたら最後までとことんやる。そんな人が陥りやすいのが〝きっちり〟のワナ、自分で決めたことや求められていることを「パーフェクトにやらなければいけない」という強迫観念の落とし穴です。

その落とし穴にハマると、計画が狂ってパーフェクトにできなかったとたん、自己評価がガクンと下がり、「私ってなんてダメなんだろう」という落ち込みや自責の念

にとらわれてしまいます。完璧主義ゆえ自分を責めるというケースは、とくに男性介護者に多く見られます。

でも、考えてみてください。介護は自分ひとりで行うものではありません。子育てと同じで、相手がいることです。ならば、自分がいくら完璧を目指して努力しても、相手に「ＮＯ」と拒否・拒絶されることだってあって当然でしょう。

ましてや日々成長していく子どもと違って、「できないことが増えていく」認知症の人が相手なのですから、ケアプラン通りに介護が進むことのほうが珍しいのです。

いいんですよ、思うように進まなくても。

介護でいちばん大事なのは、認知症になった親が、家族が、笑顔で穏やかに過ごせるようにサポートすること。介護者のプランを押し付けることでもなければ、教科書通りの介護を目指すことでもありません。

計画とは大きく外れたって、患者さんが笑ってくれればその介護は大正解です。逆に自分の計画通りに進んだとしても、患者さんがストレスを感じたり不安に思ったりするのであれば、その介護には見直しが必要なのです。

そう、結果よければすべてよし。結果オーライなんですね。

相手があって、はじめて成り立つのが介護。思い通りにいかなくても落ち込むことはありません。思い通りにいかないのが介護なのです。

「こうでなきゃいけない」という四角い頭を、「まあ、いいよね」「なんとかなるでしょ」といったまぁるい頭に切り替えて、自分を責めず、追い込まずにいきましょう。そもそも何でも100%できる完璧な人など、どこにもいないのですから。

T——つながる

家族の会などに参加して、〝ケア友〟をつくろう

プチ手抜きの「MST」、最後の「T」は「つながる」です。

私もできる限り、認知症の人を介護している家族やケアマネージャーらが集まる「家族の会」的な懇親会などに参加しています。ある集まりに、失禁や徘徊などが見られる中程度から重症の認知症になった奥さまをひとりで介護されているという男性が参

加されていました。

その方はこうした集まりに初めて参加したとのことで、最初のうちはあまり話さなかったのですが、同じような境遇に身を置く方々の話を聞くうちにポツリポツリと、ご自分のことを語り始めました。

その方はもう仕事をリタイアしており、今は介護一色の生活だといいます。ひとりで奥さまの面倒をすべて見ているのですが、いちばんの悩みは、何かあっても相談する相手がいないということでした。

これまでは仕事ばかりで、職場を離れたところでの人間関係ができていない。根がまじめで責任感も強いので「妻の介護は自分がやらなければ」と気負ってしまい、すべてをひとりで完璧にこなそうとする。きっちりやらなければ気が済まない。

でも当然、そうはいきません。失禁の始末をし、徘徊に振り回される日々。食事も自分でつくらなければならない。でもキッチンに立ったことなどないから、料理を覚えるところから始めなければいけない。

相談する人がいない。よしんばいても、プライドが邪魔をして頼れない。結局自分だけでやろうとひとりで抱え込んで苦しんでいたのだと。

最初はゆっくりと、でも途中からは堰を切ったように、ひとりきりで闘ってきた介護生活を、自分がずっと抱えてきた感情を吐露しました。そしてため込んでいたものを一気に解放したその方は、声を上げて泣かれたのです。

こういう集まりがあること、自分と同じ悩みを抱えている人たちがいること、それさえ知らなかったと。

そして「仲間がいる」と思えたら、また頑張る元気が出てきた、と。

認知症の在宅介護で、介護する人を悩ませる要因のひとつに「孤独」があります。家で親や家族の介護を始めると、日々の介護に追われて、必要最小限しか外出しなくなる、家族以外の人とあまり会わなくなるというケースは少なくありません。

社会生活と距離を置かざるを得なくなることでもたらされる、話し相手や相談相手がいないという「孤独感」は介護者にとって、とても大きな心の負担になります。

また、たとえ話し相手がいたとしても、「介護の話などしても理解してもらえないだろう、つまらないだろう」というネガティブな気持ちになってしまいがち。

そんな思いにとらわれているうちに、それまで気軽におしゃべりしたり、お茶したり、食事をしたりしていた友人とも疎遠になって連絡も途絶えがちになる。

「なぜ私だけがこんな目にあうのか」
「誰も私の話を聞いてくれない」
「このまま介護だけの人生を過ごすのか」

そんな気持ちになるうえに、介護している相手は認知症でコミュニケーションが十分にできない状態なのですから、孤独感や孤立感はより増大するでしょう。

そうした「介護の孤独」から自分を守るためにも、「介護者の家族の会」などに参加して〝介護仲間＝介護友〟（ケア友）をつくることをおすすめします。

家族の会とは、介護をしている家族同士が集まって悩みを相談したり、励まし合ったり、勉強会をしたりする交流の場、介護家族のサークルのようなものです。専門家を招いて講習会を行ったり、会に参加している間、患者さんのデイケアをしてくれたりするところもあるようです。デイサービスの施設などで相談会を開いているケースもありますし、500円程度で気軽に参加できる〝認知症介護カフェ〟みたいな集まりもあります。

こうした家族の会などの集まりについては市区町村の窓口や地域包括支援センター

で問い合わせれば、詳しい情報を教えてくれるはず。インターネットで検索してみるのもいいでしょう。ためしにスマホやパソコンの検索サイトで「○○区　認知症　介護　仲間づくり」と入れて検索してみてください。「○○区」のところは市でも町でも、住んでいる地域にします。たくさんの情報が出てきたでしょう？

患者をあずけて、人に任せて、そうした集まりに積極的に参加して、自分の心情や悩み、グチを話せるケア友をつくりましょう。

同じような境遇の人、身内にも理解してもらえないことを思い切り話せて、いっしょに泣ける人、お互いにわかり合える仲間は必ずいます。介護を経験してきた先輩からの心強いアドバイスをもらえることもあります。ですから、介護をするあなた自身が外の社会とのつながりを手放してはいけません。

大変なことやよそでは話せない思いを共有したり、知恵や工夫を持ち寄ってお互いにアドバイスし合ったりすることが、孤独感を振り払い、介護に前向きに臨むための励ましになるのです。

外に出られないなら電話でつながろう

せっかく介護サービスに任せて介護から解放されても、ときには気分が滅入ってしまって外出する気にもなれない、体が疲れてしまって動きたいけど動けない、そんなときだってあるでしょう。

そして、そういうときほど「ああ、こうやって世の中と交われない暮らしが延々と続いていくんだ」といった絶望感や孤独感が押し寄せてくるものです。

だからこそ「T＝つながりを持つ」ことが大事になります。人間、四六時中家のなかにいて、同じ顔ばかり見ていても、心が晴れるはずがありません。

つながりを持つの「T」は、直接誰かと会う、顔を合わせるという意味だけの「T」ではありません。

ケア友も大切ですが、ずっと関係が続いている仲のいい友だちの存在も本当に心強いものですよね。こちらの事情や状況を知っている気の置けない友だちがいるのなら、その友だちに電話をしてみましょう。そして、たとえ5分でも10分でも会話をする。それだけでも、あなたは外の世界と〝つながり〟ます。

とりとめもない何気ない話題が――いや話題なんて何でもいいのかもしれません。誰かと話をすること。自分の話を聞いてくれる人に語りかけること。語りかけた相手が反応してくれること。そのごく普通のことがきっとザラついていた心をさらりとやさしく撫でてくれるでしょう。

電話が難しいなら、いまはメールやLINEなどもあります。言葉のやり取りをして、かわいい絵文字やおもしろいスタンプにクスッと笑う、それだけのことでも心にうるおいを与えてくれるはず。そんなちょっとした〝つながり〟が、折れそうな自分を支えてくれる大きなサポートになるんですね。

インターネットで介護仲間を探す。家にいながら〝共感〟に出会う方法

いまはインターネットで検索するだけで、さまざまな情報が手に入る時代。そこにはあなたと同じように認知症の親や家族の介護に奮闘する〝仲間〟たちの声もたくさん存在しています。

介護の日々をテーマにしたブログをアップしている人も大勢います。置かれている

状況も、生活環境も、患者さんの病状も人それぞれですが、介護という同じステージの上で毎日を過ごしているのはみな同じです。

顔も見えない仲間ではありますが、ブログの文章や写真からはよろこびや悩み、迷いなどが伝わってきます。

毎日の介護の合間で、ちょっと息が詰まったと感じたときなどにそうしたお仲間のブログをチェックしてみると、「みんな一生懸命にやっているんだな」「こんなふうに感じるのは自分だけじゃないんだな」「こんな考え方があるんだ」「その手があったか！」と、励みになったり、ヒントが見つかったり、息抜きになったりと〝心の休憩室〟になってくれますよ。

「みんながそれぞれ、いろいろな思いを抱えながら介護をしてる。そういう人たちが全国にいる。そう思うだけで励みになります」

「悩みや不安のなかに、小さなよろこびや楽しみ、充実感などがうかがえることもあって、『介護って辛いことばかりじゃないんだな』と。自分の介護への向き合い方を考えるいいきっかけにもなります」

私のところにも、介護ブログを読んで励まされたという声がいくつも届いています。

いまはスマホでも手軽にインターネットにつながります。ときには日本中、世界中のケア友たちの声を聞いてみることをおすすめします。

もうひとつおすすめしたいのが介護体験をつづった本です。こちらもブログ同様、身をもって介護を経験してきた〝先輩〟たちのリアルな声を知ることができます。介護に疲れてひと息つきたいという人に読んでほしいのは、やはりポジティブに書かれた本ですね。

おすすめは長崎に住む漫画家の岡野雄一さんが書いた『ペコロスの母に会いに行く』(西日本新聞社刊)。認知症と診断されて介護施設で暮らしている90歳に近いお母さんとのふれあいを描いたコミックエッセイです。

親が老いること、認知症になることと向き合った日々のエピソードが、おかしくて切なくて、ホンワカとあたたかい。

「忘れること、ボケることは、悪いことばかりじゃないんだ。母を見ていてそう思った」という著者の思いがじんわり伝わってきます。

そのお母さんが亡くなった後に出版された『ペコロスのいつか母ちゃんにありがとう　介護げなげな話』(小学館刊)も併せておすすめします。

もう1冊は約15年にわたって実母と義母の介護を経験してきた野原すみれさんの

『正々堂々がんばらない介護』（海と月社刊）です。

介護者だって幸せを求めていい——野原さんが綴るご自身の経験は、介護に疲れ、焦り、自分を責めてしまっている在宅介護者の心をフワッと楽にしてくれるあたたかいエールだと私は思っています。

まさに本書で私がお伝えしたかった「自分にやさしい介護」「あなた自身が笑顔になれる介護」の実践版。私にとっても学ぶところがとても多かった良書です。


著者の野原すみれさんは、「嫁」という立場でご主人のお義母さんの介護もしているんですね。突然に怒り出したり、自分がわからなくなったり、もの盗られ妄想で「あなたが盗ったんだろう」と罵られたりという辛い経験をしているわけです。

ですからとくに、同じ立場で義理の親御さんの介護をしている方々にとっては、本当に自分を重ね合わせて参考にできる本だと思います。

野原さんは実の母と合わせてそうした介護を15年も続け、お義母さんを看取ったあとにご自身で、神奈川県にショートステイ施設を立ちあげて施設長を務め、年に何十回もの講演活動も行っているそうです。15年間七転八倒しながら、必死にやってきたことを後に振り返って、今介護をしている人に、これから介護をする人に、それを伝えているんですね。

野原さんの講演には行かれなくても、本を読むことで同じ思いを経験した先輩のエールを受け取ることができる。これも立派な「つながり」なんですよ。

自分を守ってくれる「介護メモ」のすすめ

認知症の介護をしている人にぜひともやっていただきたいのが、「介護メモ」を書くことです。これは前述した野原さんのアイデアですが非常にいい方法だと思うので紹介させてください。

○月△日　初めてデイケアに行く。最初は嫌がったが、帰ってきたら満面の笑顔で「また行きたい」と。よほど楽しかったらしい。
○月△日　朝、様子を見に行ったら「私のお金を盗んだろう」と疑われる。これで3回目。情けなくて涙が出てくる。
○月△日　昼食を「おいしい」と言って食べてくれる。魚の食べ方は相変わらず上手。こういうことって忘れないんだ。

その日にあったこと、印象に残ったこと、頭にきたこと、嬉しかったことを、ひと言ふた言のメモ書き程度でいいから記録として残しておく。

日記や家計簿のように「毎日きっちり書かなきゃ」と思うとかえって負担になってしまうこともありますから、最初のうちは思いついたら書くだけでもかまいません。

介護メモには3つの効用があります。

ひとつめは、書くことで「心が安定する」ということ。

人間というのは不思議なもので、「あの態度にはカッときた」「あんな暴言を吐かれたらやってられない」「コンチクショー」などと感情的になっても、文字にして書き出すことで冷静になることができるんです。

その瞬間はカチンときても、書いているうちに「私のほうがイライラして急かしすぎたかも」「でもまあ病気なんだもの、仕方ないよね」と、自分の気持ちを整理できることもあります。

また、ときには「あの頃はこんな感じだったんだ」「ここを乗り越えてきたんだ」などと、少し前のメモを読み返してみることで気持ちが楽になることもあります。

介護メモを書くことで、ともすれば荒れてしまいがちな介護に疲れた心が鎮まり、安定し、穏やかになる。それが介護者自身の心身の健康を守ることにもなるのです。

2つめは、将来、不愉快な揉め事が起きたときの備えとしての効用。つまり、認知症の親を介護して看取ったあとに起こり得る、遺産相続や財産分与に関わる効用のことです。

あなたが大変な思いをして親の介護をやり遂げ、最期を看取った途端、遠くにいて何もしていなかった兄弟や親類縁者が現れて財産の相続権を主張し始める。とくに義理の親を介護してきた人が〝泣きを見る〟ケースが少なくありません。

悲しいかな、身内でいちばん揉めるのは、こうしたお金の話なんですね。そうした話し合いの場で、もし「介護介護って、一緒に暮らしていただけだろう」などと心ないことを言われたときに日々の介護メモがあれば、自分がこれまでどれだけお世話をしてきたか、毎日の介護がどんなものだったかを証明する〝エヴィデンス〟になるのです。

「お金や財産のために介護しているんじゃない」という介護者の気持ちもよくわかりますが、それでも備えあれば憂いなし。お金だって、自分の時間を削ってお世話をしてきた愛情への労《ねぎら》いのひとつの形なのですから。

3つめは、自分が頑張って介護をやり遂げた〝証し〟になるということ。看取った後でメモを見返してみると、辛かったことや嫌だったことも、懐かしさになるもの。私が関わってきたなかでも、親や家族の介護を終え、最期を看取った人たちには、「大変なことばかりだったけれど、私は頑張ってやり遂げたんだ」という達成感を覚える人、「人間的に2倍も3倍も大きくなれた」という自らの成長を感じる人が大勢います。その経験は間違いなくその人の宝物になっているんですね。

苦労して、大変な思いをして、すったもんだして、それでもなんとか介護をやり遂げた人は、みなさん「今では感謝している」という言葉を口にします。「お父さん、お母さん、ありがとう」と。そしてそういう気持ちになれたのは、自分が必死になって頑張ってやり遂げたからなのだと。

自分の奮闘した日々の記録は、自分自身の人間としての苦悩や葛藤、そして成長の証しになります。それはやり遂げた自分への大きなご褒美になるのです。

介護しているあなた自身の未来を描く

親や夫、妻が認知症になったとき、介護する立場になった人は患者本人以上の不安や戸惑い、混乱にとらわれるでしょう。

そうした心情ゆえ、一気に自分の将来が見えなくなり、「ああ、これからは介護に捧げる人生になるのか」と暗然としてしまう人もいるかもしれません。

確かに、いざ介護が始まると、その生活はほとんどが患者さん中心となり、その状態や都合が最優先になり、一方で介護者自身の都合や事情、心情といったものはどうしても後回しになってしまいがちです。

でも、それでも介護者の人生は、その先も続いていくのだということを忘れてはいけません。

介護をする生活には必ず終わりがやってきます。いつまで続くのかわからず先が見えない不安に怯えて、「介護には終わりがある」ということを忘れてしまっている人も多いのではないでしょうか。

残念なことではありますが、認知症になった患者さんの平均余命は短くて1～2年、長くて10年あまりです。いつかは介護にも終わりがやってきます。そして、その後も自分の人生は続いていくのです。そこで必要になるのが、これからの自分の将来設計です。

親が、家族が認知症になった。その介護を始めた。介護サービスを利用することにもなるだろう。でも少しずつ病気は進行して重症になるだろう。やがて寝たきりになるだろう。3年後か、5年後か、自分が看取るときが来るだろう——そこで、

□その後、自分の生活はどうなるか

今、どのくらいの蓄えがあるのか。

これから介護にかかる費用はどのくらいになりそうか。

それはいつまでもつのか。

□今の仕事はどうするか

このまま今の仕事を続けられるのか。どうすれば続けられるか。

離職しなければ介護は無理なのか。

そうならばこれからの生活はどうするのか。

□介護が終わったあと、自分の生活はどうするのか

財産分与や遺産相続はどうなるのか。

もし離職してしまったら、その後の生計は?

年金や保険金などはアテにできるのか。

□介護が終わったあと、自分の人生には何が起こるか

自分たちの銀婚式や金婚式。

親や義父母の法事。

子どもたちの結婚や孫の誕生。

孫の成長。

自分たちが迎える還暦や古希など。


現在の状況をベースに、これから先の自分のこと、この先々に起こり得る自分に関する出来事などを予想して、人生設計を考えてみましょう。

細かいことまできっちり考えなくて大丈夫。ざっくりと、大まかでかまいません。

先のことを予想して、自分の先々の人生を俯瞰してみることが大事なのです。

未来のことですから、当然、最初の予想通りにならないこともあるでしょう。でも大まかにつくっておいて、時間が経過して状況が変わってきたら、そのたびに継ぎ足したり、修正したりすればいいんです。

そうすることで、自分の人生を長期的に、客観的に見る機会ができます。

介護やお世話に明け暮れた日々のなかでは、「今日をどうする、明日をどうする」という目先のことにばかり目が行きがち。今そこにある、目の前にある問題の解決ばかりに気がいってしまうと、先々のことを考える時間も、精神的な余裕もなくなってしまいます。その〝今〟がずっと続くと思うと、誰だって不安になるし、暗然とした気分になってしまうでしょう。

だからこそ、自分の未来の設計図をつくるんです。そこに見えてくるこれから先の人生に思いを至らせて、「介護は自分の人生の一部であってすべてではない」のだと考える。未来の自分の人生設計図は、「介護を終えたあとの自分の人生を充実させるための地図」なのです。

ケアマネージャーはどう選ぶ？　どう付き合う？

介護保険サービスを受けながら認知症の在宅介護をするとき、心強いパートナーになってくれるのがケアマネージャーです。

ケアマネージャーは、ケアプランの作成、介護サービス事業者の手配や選定といったコーディネートなど、患者さんやその家族の介護生活をサポートしてくれる、いわば〝介護の専門家〟です。

介護という二人三脚の相方になってもらうのですから、その付き合いは長く、ときに深くなります。ですからケアマネージャー選びは、家族による在宅介護の行方を大きく左右すると言ってもいいでしょう。

介護保険を申請して「要支援」「要介護」の判定が出たら、多くの場合、地域包括支援センターで居宅介護支援事業所に所属しているケアマネージャーの候補者リストをもらい、そこから自分たちに合った人を選ぶことになります。

その際、いちばん重要視したいのが「しっかりとコミュニケーションがとれる人かどうか」という点です。もっと具体的に言えば、自分たちの話をきちんと聞いてくれる人ということ。

「そんなこと当たり前でしょう」と思うかもしれません。しかし残念なことに、利用者の希望はそっちのけで、自分の考えたケアプランを押し付けるといったケースも決して少なくないのです。

患者さんひとりひとりで病状も進行度合いも接し方も違うのが認知症ですから、利用者の意見を、利用者の身になってしっかり聞くことができる人というのがケアマネージャー選びの大前提になります。

さらに「利用者は専門の知識を持っていない介護の素人」という理解があるか、サービスの細かい説明や費用など、基本的なことでも面倒がらずに説明してくれるかどうかも大きな選考基準になるでしょう。

介護事業者や訪問介護のヘルパーさんに対して顔が広い人だと、選択肢も広がってよりよいサービスが利用できることにもなります。またその人が所属している事業所のサービスばかり勧めてくるのでなく、幅広い選択肢のなかからサービスを提案してくれるかどうかもポイントでしょう。

ケアマネージャーを選ぶ際には面談を行いますので、そこでのやり取りでそうした〝資質〟を判断しましょう。

面談では「こんなことを聞いたら失礼かも」「こんな話をしたら笑われるかも」などと思う必要はなし。疑問に思うこと、わからないこと、聞いておきたいことは遠慮せずにきちんと伝えることが大事です。こちらは介護の素人なのですから。

とはいえ、慎重に面談して選んだつもりでも、実際にサービスが始まってみると相性が合わない、関係がうまくいかない、要望に対応してもらえないといった事態が起きないとも限りません。

そうしたときはケアマネージャーを変更することももちろん可能です。ケアマネージャー本人に言いにくければ、所属している居宅介護支援事業所、地域包括支援センターや市区町村の窓口を通じて変更を希望することもできます。遠慮や無理な我慢をせず、自分に合った信頼のおけるケアマネージャーを探してください。

訪問介護のホームヘルパーとどう付き合うか

在宅介護を続ける際にケアマネージャーと並んで、お付き合いをすることになるのが訪問介護サービスのホームヘルパーの人たちです。

ホームヘルパーとは、高齢者や障害者の自宅を訪問して、食事や入浴、排せつなどの身体的な介護や、調理や掃除、洗濯といった生活面のサポートなどをしてくれる、もうひとりの〝介護の専門家〟です。

ホームヘルパーによる訪問介護は、患者さんの「要介護」のレベルによって訪問回数や時間数が決められています。そのためケアマネージャーと相談して、効率よく依頼できるようなプランを立ててもらうことが大事になります。

実際にお願いすることになったら、最初はヘルパーさんと直接会って家の中を案内し、どこに何があるかを説明し、やってほしいことや注意してほしいことなどを伝えるのがベストです。初日や当日会うのが難しければ、事前にしっかりと打ち合わせをしておきましょう。

当然のことですが、ヘルパーさんは家政婦さんではありません。患者さんと介護者のサポートをするのが仕事。ですから、それ以外の家事や用事などを事のついでとばかり、何でも頼むようなことがＮＧなのは言うまでもありません。

ただ、場合によっては自費で時間延長をたのんだり、家族の用事をお願いすることも可能なケースがあるので、これもケアマネージャーと相談してみてください。

また留守宅に入るのが仕事であるホームヘルパーゆえに、思わぬトラブルになることもあります。とくに多いのが金銭などの盗難トラブルです。

そうしたことを防ぐためにも、買物を頼むときなどは、買うものをメモで指定する、なかった場合はどうするかを決めておく、お金は、決まった金額を封筒に入れるなどして用意しておく、レシートをきちんと受け取るなど、ある程度の決め事をつくっておくこと。サイフごと渡したり、「引き出しのなかのお金を使ってください」といった頼み方は避けるべきです。

また、普段から大金を家に置いておかないようにしましょう。「こんなことをしたら感じが悪いかしら」と思うことはありません。無用なトラブルを避けたいのはヘルパーさんも同じなのですから。

それでもトラブルになった、ヘルパーの仕事のやり方や対応に不満や不信感があるというケースも起こり得ます。そうした場合、「お世話してもらっているんだから、こちらが我慢するべきかも」という気持ちなどが邪魔をして、なかなか苦情を言いたくても言えないという人も多いようです。

でもこちらが自分を卑下する意識を持つ必要はありません。ことは家族の健康にかかわる問題です。不満や不信感があるのならそのまま放置せず、本人に言いにくければ事業所やケアマネージャー、市区町村の介護保険窓口などに相談することをおすすめします。

とはいえ利用者とヘルパーとの意思疎通が図れていれば防げるトラブルが多いのも事実。そのためにもコミュニケーションを大切にしてください。

介護は体が資本。適度な運動で疲労の解消を

とくに女性による介護や高齢者が高齢者の面倒を見る〝老々介護〟などの場合、介護の悩みとして見逃せないのが肉体的な負担です。

在宅介護には、患者さんの体を動かす作業がついて回ります。体を支えてお風呂に入れる。ベッドから車椅子に乗せる。その逆で車いすからベッドに戻す。体を持ち上げておむつを替える。褥瘡《じょくそう》（床ずれ）防止のために寝返りを打たせる。日々の介護は力仕事の繰り返しと言ってもいいでしょう。

しかも1、2回で終わりならばともかく、在宅介護は長期戦で24時間態勢。十分に

体を休められず、疲れが蓄積してしまうケースが少なくありません。

介護のプロであるヘルパーさんたちでさえ、体の酷使による肉体疲労からくる腰痛などに苦しんでいるのですから、突然在宅で介護をすることになった家族の方々の肉体的負担の大きさは想像に難くありません。

精神的なストレスだけでなく肉体的な負担への対策も、介護する人を守るために欠かせないケアになるということです。

そのためにも日々の生活のなかで体を休める、体力づくりをするといった取り組みが必要になってくるでしょう。

しっかりと睡眠を取ることも大事ですが、もうひとつ。日々の疲労を蓄積させないように効果的に、効率的に休養するためにスポーツの世界でも取り入れられている「アクティブレスト」という方法があります。アクティブレスト、訳すと「積極的な休養」という意味になりますが、これは疲れたときに完全休養するのではなく、あえて適度な運動をすることで体内の血流を促進して疲労回復を早めようという考え方なんですね。

体が疲れているな、と感じたら積極的に体を動かしてみる。家の近所を軽く散歩する（ウォーキング）、ゆっくりと軽いストレッチをするという程度のことで構いません。近所にプールがあるような環境ならば、泳いだり、水中を歩いたりするのもいいでしょう。

またデイサービスなどを活用してスポーツジムに行く、テニスなど趣味のスポーツに興じるなどもおすすめです。休養に適度な運動を取り入れることは、心のリフレッシュにも、体力づくりにもなって一石二鳥でしょう。

ただ、やり過ぎは禁物。疲れを取ってリフレッシュするための運動で疲労が増したりケガをしたりしてしまっては本末転倒、意味がありません。気持ちのいい汗をかいて、ぐっすり眠れる程度にしておきましょう。

笑いと涙で疲れた心にカタルシス（浄化）を

「笑う門には福来る」「笑いは副作用のない良薬」などと言います。その人に合った楽しいことを見つけて、笑顔と笑い声の絶えない暮らしをすることは、さまざまな面で健康の維持につながると言われています。

大笑いすることで、血中のＮＫ細胞という免疫細胞が増加し、免疫力が強化されます。だいぶ前ですが、テレビ番組で、あるタレントさんの採血をして血中のNK細胞を測定し、その後30分ほどお笑いを見せてから再度採血したら、なんとNK細胞が10倍になっていた、という実験を見たことがあります。こうした実験はほかにも多数あり、笑うことが健康にいいことは間違いなさそうです。

さらに、笑うことで脳の血流が促進されて神経細胞の働きが活発になったという研究報告もあるそうで、「笑い」は、認知症の予防や認知症の進行の抑制に大きな役割を果たすという期待が持たれているのです。

ということは、「笑い」には介護される側だけではなく、介護疲れや先の見えない不安で心がギスギスしている人、ついイライラしてしまう人など、介護する側の人たちにとっても大きなメリットがあるとも言えますね。

思い出してみてください。ここ最近の数日間、思いっきり笑うようなことがありましたか？　介護に追われる日々では、どうしても声を出して笑う機会が少なくなってしまいます。

思いっきり笑ったら気分がスッキリしたという経験は誰にでもあるのではないでしょうか。介護で気持ちが塞いでいる、そんなときこそ「笑う」ことが大事なのです。

手っ取り早いのは漫才やコント、落語などの「お笑いを見る」こと。テレビのお笑い番組やバラエティ番組を見る、お笑いのＤＶＤを見る、また今はYou Tube（ユーチューブ）などの動画サイトにもたくさんのお笑い動画がアップされているのでそれを見るのもいいでしょう。最近の芸人さんは知らなくても、You Tube（ユーチューブ）なら昔なつかしいお笑い動画なども探すことができます。

ほかにもコメディ映画を見るのもよし、笑えるコミックを読むのもよし、友だちとバカ話で盛り上がればなおよしです。

お笑い番組を見ても何だかおもしろくない――そんなときでも口角を上げ、笑い顔をつくってみましょう。実は、つくり笑いだけでも笑いの健康効果は引き出されると言われています。

意図的に笑顔をつくると、顔の筋肉（表情筋）の動きが脳に伝わり、その動き（笑顔）に脳が反応して楽しい気持ちになってくるんです。顔が笑えば、心も楽しくなる。顔の表情が感情をつくるのですね。

腹の底から笑えば、人は誰だって笑顔になります。笑顔になれれば、不思議と明日への元気がふつふつとまた湧いてくるものですよ。

また、笑いとは逆に泣きたくなることは数えきれないほどある。それもまた介護者の真実の声だと思います。

確かに認知症の介護を続けていれば、幾度となく辛いことや悲しいこと、悔しいこと、無力感を覚えることに直面するでしょう。思わず涙がこぼれそうになることもあるでしょう。

そして、責任感の強い人や生真面目で真っ直ぐな性格の人ほど、「泣いちゃいけない」「我慢しなきゃ」と歯を食いしばって涙をこらえてしまいがちです。

でもいいんですよ、そんなときには泣いてしまえば。

外に出たがっている涙という心から流れる水は、とどめておかずに放出してしまえばいいんです。泣くことによって心的ストレスが半減するという報告もあります。

先に、家族の会で号泣した男性介護者の方のことを書きましたが、彼もまた、泣きたいのをこらえて感情をため込んでいたのでしょう。それを一気に吐き出したことで、感情が浄化され、リセットされ、彼は再び前を向くことができました。

ほら、歌詞にもありますよね、「涙の数だけ強くなれる」し、「涙のあとには虹も出る」んです。

笑って泣いて、それが人間です。だから腹の底から笑って、我慢せずに泣きたいときは思い切り泣きましょう。明日のことはそれから考えればいいんです。

認知症介護は〝終わりなき旅〟ではない

「認知症になったら、どのくらい生きられるのでしょうか？」

ときとして、患者さんのご家族からこんな質問を受けることがあります。

暴言や暴力、徘徊、入浴や排せつなどの重労働、24時間態勢で心が休まる暇がない毎日。在宅介護を選んだけれど、先の見えない不安や一生懸命に介護しても病状の進行が止まらない無力感。

もちろん親には、連れ合いには、少しでも長生きしてほしい。そう願う一方で、不謹慎かもしれないけれど、冷たい人間だと思われるかもしれないけれど、この終わりの見えない介護生活がいつまで続くのか、せめて目安だけでも知りたい。

それは認知症の人を介護するご家族みなさんの、心の叫びなのかもしれません。

前述しましたが、認知症になった人の余命は、平均で約5年というのがひとつの目安になるのではないかと考えます。もちろん患者さんの年齢や病気の重度などにもよりますし、「あれ？」という最初の症状が現れたときからなのか、認知症と診断されたときからなのか、その期間をどう考えるかによっても変わってきます。でも、だいたい平均すると5年。若年性の場合は15年以上といったケースもありますが、一般的には長くて10年くらいではないでしょうか。

『親が認知症になったら読む本』の著者としても知られる川崎幸クリニック院長・杉山孝博先生がおっしゃるには、「認知症になると、普通の人より2〜3倍のスピードで老化する」のだとか。

そう考えると、重度の認知症のお年寄りの予後はあまり長くありません。認知症の患者さんを介護する時間はそれほど長くないのです。寂しく切ない事実ではありますが、決して〝終わりのない旅〟ではないんですね。

老化が早いということは、患者さんに残された時間も多くはないということ。その限られた時間をいかに心穏やかに、充実したものにしてあげられるでしょうか。

いずれお別れのときはやってきます。その日まで「介護の原則HSS・AKB」と「なんちゃってユマニチュードのLTTS」を右手に、できるかぎりあたたかい心と手を差し伸べてあげたいものですね。

だからこそ任せて、工夫をして、「プチ手抜きのMST」を左手にたずさえて頑張り過ぎないあなた自身にもやさしい介護をしてください。いつか介護の旅に終わりが来て、あなた自身の人生が再スタートするときのためにも、です。

あとがき

横浜の片田舎に開業して11年。

毎日180人余りの患者さんとお会いしていますが、そのうちの半分くらいは認知症の患者さんです。認知症の専門医として、また、横浜市の認知症サポート医として、いろいろなところで講演会や相談会もやっております。そういった日々の経験から、患者さんやそのご家族、講演会を聞きに来てくださった方々の手助けになるものをと考えて、今まで培ってきた経験や知識、私の思いのたけを書き綴ってみました。

日本のみならず、世界中で急速な高齢化に伴い認知症患者が急増していますが、沖縄やスウェーデンではかなり前から認知症の発症率が低く、イギリスでは、最近減少傾向にあります。その要因はソーシャルキャピタル（平等で信頼できる人間関係や地域ネットワーク）の充実、つまり満足で安心できる絆のある生活あるということです。

認知症の発症や進行を抑える最大の要因は「既婚者で、いつも生活を共にする人（同居人）がいて、週に何回か気の置けない大好きな家族や友人との交流がある生活」です。独身で一人暮らしであったとしても、社会的ネットワークが十分にあればそれを補うことができます。

豊かで安心できる絆のある社会を作ることが、これからの認知症治療には最も必要とされる時代なのです。

しかし、その対極にあるものとして、エイジズム（高齢者差別）の風潮があります。障がい者（弱者）差別と同じように、高齢者や認知症の人は何ら社会に貢献しないとして、単に保護すべきもの、生きるに値しないものとして、無視、放置、虐待される風潮です。

世界は今「自分さえよければ……」の考えや、弱肉強食の空気が急速に広がっているような気がします。崇高な建前は蹴散らされて、本音ばかりが肩で風をきり、闊歩して歩き始めています。

しかし、それでいいのでしょうか。

想像してください。

もしあなたが、障がいがあるからといって、認知症だからといって、もう人としての価値はない、生きる意味がないと言われたら、思われたら、素直に受け入れられるでしょうか?

若いときには、『認知症になったら介護なんかいいからさっさとあの世に行かせてほしい』と思っていたとしても、年を取って自分が認知症になったとき、今すぐ死にたいと思えるでしょうか。

だれでも、考えることは年とともに変わっていきます。認知症の人だって、やりたいことも、夢も希望もあります。「生きたい」という強い思いがあります。

まずは、彼らの心の声に耳を傾けてあげてください。

現在、認知症医療にかかわる者たちが最も関心を持っていることは、認知症の当事者の話を聞き、彼らの心根を少しでも深く理解しようとすることです。

そして、もう一つの大きなテーマが「介護する人への介護と支援」です。介護する人の心と体のケアをどうするかということです。

レスパイトケアという言葉があります。レスパイトとは息抜きという意味で、文字通り介護する方の休息のための代理介護の意味ですが、この言葉の奥には、介護する方々の不安や悩み、うっぷんや悲しみ苦しみをよく理解して、何らかの手助けをすることの必要性、さらに介護する人の人生や生活を取り戻し、守るためのサポート体制の必要性が隠れているような気がします。

今回はこの2点を念頭に置いてお話を進めさせていただきました。「なんちゃってユマニチュード」や「介護の原則HSS・AKB」「プチ手抜きのMST」をぜひ覚えていただいて、生活の中に活用してください。

認知症の介護は大変ですが、この一冊が、あなたの愛する家族に、安らぎや笑顔を取り戻し、この山を乗り越えた後に、あなた自身の達成感と自分の人生をしっかり取り戻せるためのささやかな道しるべとなることを心より願っております。

平成28年12月吉日　夜の診療室にて　板東　邦秋

板東邦秋

KUNIAKI BANDOH

1981年日本医科大学医学部卒業、
順天堂大学脳神経外科入局。
藤沢市民病院脳神経外科部長を経て、
2006年ばんどうクリニックを開院。
認知症や抗加齢および脳卒中の専門医であり、
日体連スポーツドクターも務める。

家族と自分の気持ちがす〜っと軽くなる

認知症のやさしい介護

2017年2月10日　初版発行

著　者　板東邦秋

発行者　佐藤俊彦

発行所　株式会社ワニ・プラス
〒150-8482 東京都渋谷区恵比寿4-4-9 えびす大黒ビル7F
電話 03-5449-2171（直通）

発売元　株式会社ワニブックス
〒150-8482 東京都渋谷区恵比寿4-4-9 えびす大黒ビル
電話 03-5440-2711

印刷所　中央精版印刷株式会社

ISBN 978-4-8470-9522-1